U0129587

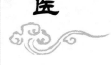

一百天学中医

经典里的传世药膳

王雨秾　张玮　编著

上海科学技术出版社

图书在版编目（ＣＩＰ）数据

一百天学中医. 经典里的传世药膳 / 王雨秾, 张玮
编著. -- 上海 : 上海科学技术出版社, 2023.6
　　ISBN 978-7-5478-6130-1

　　Ⅰ. ①一… Ⅱ. ①王… ②张… Ⅲ. ①药膳 Ⅳ.
①R2

　　中国国家版本馆CIP数据核字(2023)第052737号

一百天学中医

经典里的传世药膳

王雨秾　　张　玮　编著

上海世纪出版(集团)有限公司
上 海 科 学 技 术 出 版 社　出版、发行
(上海市闵行区号景路 159 弄 A 座 9F－10F)
邮政编码 201101　　www. sstp. cn
上海盛通时代印刷有限公司印刷
开本 787×1092　1/16　印张 11.5
字数：140 千字
2023 年 6 月第 1 版　2023 年 6 月第 1 次印刷
ISBN 978－7－5478－6130－1/R·2736
定价：68.00 元

本书如有缺页、错装或坏损等严重质量问题，请向工厂联系调换

引　言

《素问》曰：五谷为养，五果为助，五畜为益，五菜为充，气味和而服之，以补精益气。人物皆禀天地之气所生，而人又以物所养，借物之所长，调人体之盈缺。地域有南北之分，人体有强弱之别，病虽因感邪而发，然症亦有所不同。药膳，药也，膳食也，合医理食物之性味，或药以愈疾，或食以强身，或兼而有之。谷果畜菜各具其味，五味调和则五脏血气充，精神旺，诸邪自不能入。故斟酌适宜则祛病强身，食之失宜则形体有伤，著此书以示范之，达养而无害矣。

所著本书膳方或取自古籍经典，或收自现代药膳典籍，选取时如食材稀缺难觅，则弃之；如仅独家经验、效用难明，亦弃之；如口味不合今人习俗，更弃之。承古籍、扬今典，整合百首药膳名方；删繁复、取精粹，补其所缺，增其调补手段。

是以名方流传、古为今用，乃有菜、汤、茶、粥、饮等多种膳食形式，且制作简、菜式美、风味嘉、功效显，冀身体而力行，食之以养其身安其心。

一百天学中医

经典里的传世药膳

谷肉果菜食养尽之

前　言

中医药是中华文化的瑰宝，是五千年中华文明的结晶，药膳文化更是雅俗共赏、医患共享的璀璨明珠。在历史的长河中，这些明珠有的蒙尘、有的散失，但仍有大量历经洗练留存下来，熠熠生辉。

传统的药膳食疗作用，可追溯到先秦春秋时期的《内经》，但当时没有形成系列或者规范的食疗法，只是提出用羊厌治疗粗脖子病，用鹿血治疗阳痿症状等约略的药食两用法。此后，东汉西汉、三国、两晋、南北朝……古人对药膳的认识不断更迭，不仅在方书之祖的《伤寒杂病论》，或《肘后方》《千金方》等经典医著中有专门论述，更创作出《食医心鉴》《饮膳正要》这样的药膳专著，八珍糕、蟠桃果、秋梨膏、五汁饮这样的食疗名方。

前人的智慧如此高度，因此现代人讲中医或者药膳，言必《内经》如何讲、名家如何说。但作者认为，中医药膳是不断发展的，朝代更替中人的思想也是不断进步的，理论体系和实践操作都在不断变化。古方是宝贵经验，可以古为今用，但我们也需要取精华、去糟粕，尤其是现代科技的飞速发展，古人根本无法想象，所以我们可以看到，唐以前的方书和技术发展是缓慢的，古人的理论体系发展也是缓慢的，宋到清时期，由于外来文化的影响，理论体系出现了较大的突破。近代以后，这种突破速度逐渐加快，到21世纪计算机技术涌现，人类的认识更替和知识传播提升到质变的层次。所以，我们一直讲，学古人之法，不能拘泥于古人之意，要在实践中学会变通，才能做出符合现代人思维、口味和调理要求的药膳。

本书以中华药膳文化的时代变迁为轴，精选100首代表性药膳方，每首方均有其出典，有出自古代经典医著的，也有选自近现代食疗药膳专著的。这些典籍里的药膳方不仅有理论依据和实践基础，而且经过现代改良和实践，更有美好的感官风味。在"名方今用"板块里，我们将实践经验告诉读者：古代的药材食材现在不能用了怎么办，过去的制作过程太复杂怎么办，不喜欢粥汤类、想要其他形式和口味的可以吗……

满足现代生活需要、传承古代文明精华、增强人民大众体质，是我们的初心。让读者在阅读时能欣赏到精美佳肴、经典书目，产生动手一试、精进学习的欲望，是我们的愿望。如果您尝试了后，能这样反馈：确实好吃又好看，还有养生保健功效，那是我们的理想。

经典里的传世药膳，书海钩沉、抛砖引玉，期待和广大读者共享前人智慧、共飨现世盛宴。

王雨秋　张玮

2023 年 4 月 29 日

癸卯年农历三月初十

阅读指引

从古至今

近百本 药膳研究和学习的经典参考书目

一百个 符合现代人口味的传统药膳

名方今用

通过实践应用、适合普通家庭

重温传统文化、创新现代食养

目　　录

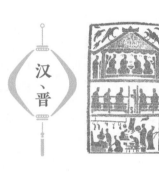
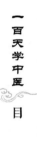
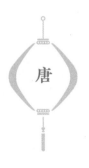
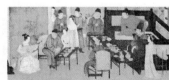

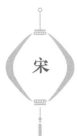

宋

一百天学中医

经典里的传世药膳

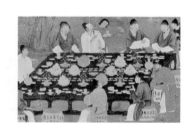

元

明

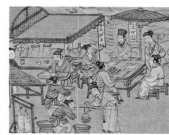

一百天学中医

经典里的传世药膳

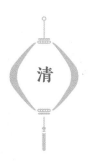

清

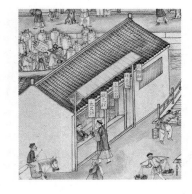

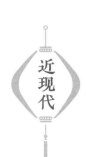

近现代

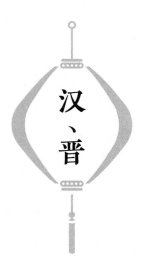

汉、晋

中医药膳源于远古时期"药食同源"

到汉、晋时期，有了明确专著记载

从名士到民间广为流传的药膳方

中医药膳源于远古时期"药食同源"。人类在偶然中发现火的使用，使饮食谱得到了根本改变，也为中医药膳学的发展奠定了重要的基础。先秦时期的医学著作，如《汉书·艺文志》收有《神农食经》，虽没有文字留存，但后世从书名也可推测是药膳食疗专书。人们开始注重身体的保健，并从药食合用中强调疾病的预后和康复调理的重要性。其中，具有代表性的著作有《伤寒杂病论》《肘后备急方》等，有白虎汤用粳米、黄芪建中汤用饴糖等，以达到药食同治作用。

东汉末期名医张仲景所著的《伤寒杂病论》，被称为"方书之祖"。其分为《伤寒论》《金匮要略》两部分，收载方剂共323首，这些方剂组方精当、药简力宏，为后世医家所推崇，在临床广泛应用。其中有很多方剂的使用，采用了药食相配，开创了药食同源的范例。

一、当归生姜羊肉汤

主治中下腹痛、月经不调

如今依旧闻名遐迩的一款当归生姜羊肉汤,来自《金匮要略》。该药膳中的当归补血和血,具有补而不滞、养血和血的作用,民间称为"补血第一要药";羊肉性温热,暖中补虚,散寒除湿,强筋骨益气血;生姜温散,既可助羊肉散寒暖胃,又可去腥膻味,合而为汤。

当归生姜羊肉汤原为医圣张仲景治疗虚寒性腹痛的名方,风味独特,具有较强烈的药香味,又能补血活血、散寒止痛。因此,后世也将这道药膳用来调理女性虚寒性血虚导致的月经不调、不孕症等。如见到痛经明显,可重用生姜散寒止痛,有记载生姜最大剂量用到 500 g。这样用的话,可能会使药膳口感欠佳,但增强了治疗效果。

本方温中补血,调经散寒。今常用于阳虚寒凝所致的下腹痛,畏寒肢冷;妇女血虚寒凝致月经不调,痛经、经期头痛、行经期乳房胀痛、习惯性流产等,及妇女产后血虚乳少、恶露不尽等症。

本药膳偏于大补温热,如有发热、咽喉肿痛、口腔溃疡者慎用。

来自《金匮要略》的当归生姜羊肉汤

当归 20 g，生姜 30 g，羊肉 500 g

　　羊肉洗净，除去筋膜，切成小块，用流动水反复冲洗，洗去血水。生姜切薄片，当归洗净、用纱布包好。锅烧热后，先下锅略炒姜片，倒入羊肉微炒，加入调味料、黄酒、适量水和当归包。武火煮沸后，改用文火煲汤 2～3 小时，到羊肉酥烂。加入盐、胡椒粉、葱花，吃肉喝汤。

《金匮要略》里记载的当归生姜羊肉汤

二、生地黄鸡

主治潮热盗汗、心悸健忘

晋代有本医著，因青蒿素的发明者屠呦呦在诺贝尔奖颁奖典礼上反复提及它，而为普通大众所熟知，那就是名医葛洪所著的《肘后备急方》。该书又名《肘后救卒方》，原为随身携带，临床急救之用，多为中医治疗中风、昏厥、外伤等突发急症所用。书中所记载方药多为价廉、易得、简便、有效的单方、验方，也有我们沿用至今的药膳方，比如生地黄鸡。

生地黄鸡药膳方以生地黄大补阴精，乌雌鸡填补精血，既味道鲜美、补益脾胃，又可益精血补肝肾，是一道味效俱佳的药膳。该方除记载于《肘后备急方》外，后世又在元代御医忽思慧的《饮膳正要》中有记载，由此可见，生地黄鸡药膳不单在民间流传，而且登居庙堂之上。忽思慧在饮膳注意时还强调忌用盐、醋等调味料佐食，只用饴糖调味，将饴糖用量增加到 200 g，使乌鸡本身之鲜味增强、补益精血之作用更显，足见古人以膳食调治症状，往往有其精妙之法。

本方常用于腰膝酸软、心悸失眠、潮热盗汗之证，可滋补肝肾，补益心脾。也可用于久病、产后的腰背酸痛之症。

本药膳偏于滋腻，故有脾胃虚弱、便溏者，不宜食用。

来自《肘后备急方》的生地黄鸡

生地黄 250 g,乌雌鸡 1 只,饴糖 150 g

乌骨鸡 1000 g 左右(雌鸡较好,雄鸡也可以),洗净、去内脏备用。生地黄切成片(或直接在药房买饮片 250 g),用饴糖拌匀后,纳入鸡腹内,静置 20 分钟。然后将整鸡鸡腹向下放碗内,放入蒸锅内,于旺火上大火蒸熟,待其熟烂后,食肉喝汤。

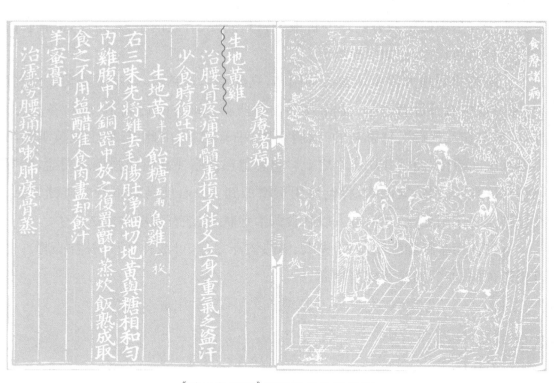

《肘后备急方》里记载的生地黄鸡

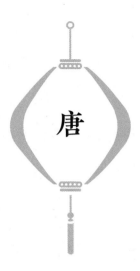

唐

唐代，出现了存世最早的药膳专著

药膳食疗开始有专科化的趋势

丹石长生术反而害生的流弊

催生了食养和药治同样重要的食治思想

在药膳的发展过程中起到重大推进作用的,是唐代著名医家孙思邈及其所著《备急千金要方》。当时社会上流行炼丹服石以求长生,导致很多人丧生损体。孙思邈深知此类流弊,提出食养,并在《备急千金要方·卷二十六》专门论述食养食治,涉及原料162种,其中果实类30种,蔬菜类63种,谷米类24种,鸟兽类45种,奠定了食治原料学的基础。其弟子孟诜汇集药膳名方,并由其后人增补后,名《食疗本草》,是现存最早的一部药膳学专著,推崇食物的营养价值,重视食物的加工、烹调。其后的咎殷的《食医心鉴》、杨晔的《膳夫经手录》、陈士良的《食性本草》等均为药膳专著,由此可见,唐代的药膳食疗已经有专科化体系形成。

孙思邈在《备急千金要方》中一改以前将温病列入单纯外感病的惯例,认为它既是内科病,又有别于内科杂病,而是正气虚弱,又感淫邪毒疠之气所致的疫病,具有传染性。孙思邈有鉴于"疫病流行,死者日众"且"转相染著,乃至灭门,延及外人"的危害性。提出"消未起之患,治未病之疾"的预防思想。由此创制了预防温病的药膳食治方。

三、竹茹芦根茶
主治急性胃炎、热病呃逆

　　《备急千金要方》里有不少针对温病调治的药膳方,其中的竹茹芦根茶取材简便、口味甘甜,至今流传。该药膳是茶饮,专为温热病、疫病后期或恢复期出现胃热呃逆所制,选用清胃热又不凉胃的竹茹、芦根,配伍少量生姜,使整个药茶止呃逆、清胃热,又保护胃气,不至过于寒凉。

　　中医强调顾护胃气,才能使食物精华更好地转化成气血,为身体提供足够的营养。该茶饮适用于中焦胃气虚、胃热呃逆之证,见呃逆、呕吐、心烦、舌红嫩、脉虚数等,现代临床常用于急性胃肠炎、热病后期或恢复期呃逆之证。竹茹、芦根均为治疗胃热呃逆的常用药物,性味甘寒,前者可清热除烦,后者可生津止渴,少量生姜温胃止呕,意在降胃气、止呃逆。

来自《备急千金要方》的竹茹芦根茶

竹茹 30 g,芦根 30 g,生姜 3 片

　　将竹茹、芦根、姜片一起放养生茶壶中,加水煮沸即可,频频代茶饮。现在很多人贪食寒凉之物、辛辣食物,嗜食甜品奶茶,往往出现胃气虚,胃虚火明显,也可以饮用这道药茶。竹茹芦根茶做法简单,口味较佳,如感觉有点辛辣,也可加甘蔗汁一起煎茶代饮。

四、生 脉 饮
主治中暑口渴、自汗

孙思邈在其所著的《备急千金要方》《千金翼方》中还首次提到了食治和药治同样重要，并在书中推广"君父有疾，期先命食以疗之，食疗不愈，然后命药"。单独列出了卷4为养老食疗卷，尤其对虚损病症，每将补虚药和食物配伍同用，像羊肉、鹿肉、牛髓、兔肝、羊肝、猪肚、胡桃、荞麦、胡麻油等，强调能用食平疴、释情遗疾者，可谓良工。对药膳的发展有着承上启下，发扬光大的作用。

生脉饮是《备急千金要方》中流传下来的又一名方。该方益气生津，敛阴止汗，适用于急性传染性疾病恢复期、中暑后恢复期，症见倦怠乏力、口渴咽干、汗多懒言、舌干红少苔、脉虚数，或久咳伤肺、口渴自汗等，亦可用于阴虚口渴之人生津止渴。方中人参性味甘温、益气生津；麦冬甘寒、养阴清热、润肺生津；五味子酸温，敛肺止汗。一补一清一敛，使气复津生，汗止而脉气充盛。

该药茶原方专为温热病后期或暑病后期，汗出较多、口干咽干、脉象大而无力，或者久咳伤肺之人所设。病人服用后，脉气充盛，古人认为脉象复生，故名"生脉散"。现在临床上也用于心血管病症的急救，可作为针剂输液用。市场上还有很多成药，推荐作为预防中暑、糖尿病口渴明显等症的辅助治疗。

来自《备急千金要方》的生脉饮

人参 10 g，麦冬 15 g，五味子 10 g

将三味药洗净后，加水煮沸即可，温服代茶饮。建议舌红少苔或是盛夏时期，可以选用西洋参代替人参。如果口感太酸，也可选用南五味子泡茶。原方中的五味子是指北五味子，酸味较重，偏于敛汗止咳；而南五味子属于食品类的蔬果，不列入药品，口感较佳，适合于平时阴虚之人调摄体质。

本药膳对于有感冒症状、暑病热盛者不宜使用。

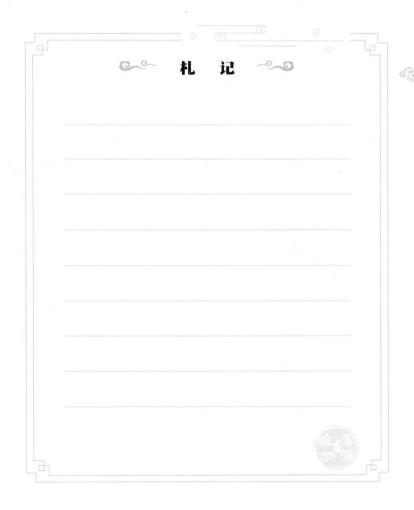

札 记

五、赤小豆鲤鱼汤
主治水肿

"不为良相，便为良医"，拯救天下苍生是古代有志之士的理想境界，所以历史上有很多官员精晓医术，甚至写下医药专著，譬如王焘。

王焘所著《外台秘要》是本方书，其本人并非医家，而是官至太守，故所著方书以其官职命名"外台"。该书特点为保留并整理了一大批唐代以前的医方和膳食方，如"小品方""刘涓子鬼遗方""师深方"等，都见于这本方书，后人称其为"唐以前方赖此以存，其功亦不可泯"。

出自《外台秘要》的赤小豆鲤鱼汤至今仍是临床医生经常推荐水肿病人调理的食疗方。该药膳中的赤小豆甘酸微寒，具有利水消肿之功效；鲤鱼味甘性平，可滋补健脾、利水消肿，常食可补脾健胃、利尿消肿。本方适用于脾虚水湿泛滥之证，症见下肢浮肿、腹胀纳少、倦怠乏力等，临床还可用于肾病或肝病后期水肿、脚气病、妊娠水肿等的辅助治疗。

该药膳原治气滞不畅、水湿泛滥而成的下肢水肿病，《食疗本草》记载其"煮食，治脚气及大腹水肿"，推测原方仅适用于营养不良性下肢凹陷性水肿，可能因当时中原人主食中缺乏 B 族维生素或者中原地区以小麦为主的饮食习惯，使微量元素摄入不足，导致脚气水肿。因此，该药膳现在还被应用于妊娠水肿，因为通常高龄产妇也是缺少叶酸摄入，或者水肿以小便不利为主。

来自《外台秘要》的赤小豆鲤鱼汤

鲤鱼一条（500 左右），赤小豆 100 g，葱姜适量

赤小豆洗净，浸泡半小时左右。鲤鱼去内脏鱼鳞，洗净沥干水分。起油锅，下姜片，先将鲤鱼稍煎至两面微黄。加入中等量清水，放入赤小豆、料酒，武火煮开后转小火焖至赤小豆熟，加入调味料调味即可。随量食用或佐餐。每周可食用 3 次。

在南方地区，也可用鲫鱼代替鲤鱼。这两种鱼均为鲤科，只是生长环境不同，肉质口感稍有不同，但功效相似，可相互代替使用。

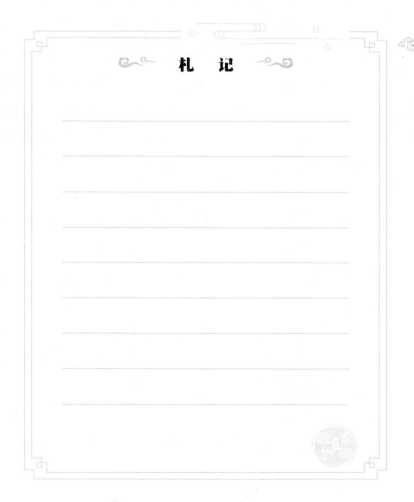

札　记

六、青小豆粥

主治尿路感染、小便涩痛

上文提到的唐代重要的医药典籍《食医心鉴》，是现存最早的中医食疗学、营养学名著之一。昝殷原著的三卷本《食医心鉴》今日早已无法目见，目前可见的是罗振玉1908年从日本带回的辑佚本，收录于《医方类聚》，且仅存一卷。其证明了食疗从唐代开始就不只是针对养生的需求，而是同"药疗"一样，用于具体疾病的治疗，也印证了孙思邈在《备急千金要方·食治》中所说的："夫为医者，当须先洞晓病源，知其所犯，以食治之。食疗不愈，然后命药。"

《食医心鉴》所载食方还考虑到了食材取材的便利性，以及食方配伍的口感，其炮制方法、服用过程符合蜀地日常习惯，将药材、食材制成粥、饼等日常食品，又多用豉、酱，在口味上常常强调咸香。可以说，这部《食医心鉴》是中国中医药文化与饮食文化相融合的伟大成果。

昝殷撰写《食医心鉴》的时代是相对开放的李唐王朝，因此他也没有排斥外来药物、舶来食材，只要于身心健康有益便加以利用，为此后中国食疗学的发展开拓了更广阔的空间。该书注重对病人营养的补益和搭配，固其元补其虚，最终达到健体去病的目的，这样的思想上承《内经》，又同时是我国传统营养学的开端。

青小豆粥是该书中一款极为简单的药膳方。方中的青小豆即绿豆，味甘性凉，利尿解暑；通草味甘淡性寒，清热利尿泻心火；小麦味甘性凉，养心除烦，合白糖调味，使药粥口味更佳。

该药膳方清热祛湿、利尿通淋，适用于急性尿路感染症见小便涩痛、淋漓不尽、尿色黄赤、小腹拘急满痛，也可用于急慢性肾炎、急性前列腺炎见有上述症状者。本药粥对无湿热下注的尿频尿涩及孕妇不宜使用。

来自《食医心鉴》的青小豆粥

通草 5 g,青小豆 50 g,小麦 50 g,白糖少许

将通草洗净后,加水煎煮 15 分钟,滤渣留汁,加入小麦、青小豆大火煮开,改小火煮至豆麦酥软成粥,每日空腹食用。

该药粥选用绿豆、小麦这样的粗粮煮粥,可能和唐代百姓习惯于面食、面汤这类主食有关。如果脾胃功能较弱者,可酌情加粳米 30 g 一起煮粥,以减轻粗粮不易消化的弊端。另外,这道药粥选用了清热通利的草药配伍,如小便涩痛现象已好转,可去掉通草。

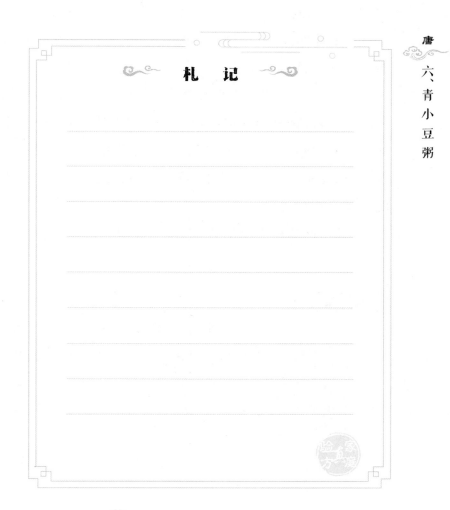

札 记

七、糯米阿胶粥

主治肺热咳血、贫血

昝殷较擅长治疗妇科疾病,因此创制的多首食治方针对月经不调、先兆流产、贫血导致的眩晕、心悸等症状,有较好的调养作用。这款糯米阿胶粥选用阿胶滋补阴血,同时又可止血。考虑女性不喜酒味,他主张将阿胶捣碎后,烊化煮粥,并选用红糖矫味。红糖有温补作用,能减轻因失血出现的畏寒肢冷现象;从现代营养学角度看,红糖富含微量元素,特别是铁元素较白糖多,更适合缺铁性贫血的病人食用。

本药膳方中的阿胶味甘性平,为血肉有情之品,可治一切出血证;糯米温中补虚健脾,红糖甘温养血活血。全方可滋阴润燥、补血止血,适用于血虚燥热出血,症见咳嗽痨血、久咳吐血、便血,尤其是女子月经不调、崩漏、胎动不安,胎漏及心悸、眩晕等。临床也用于各种贫血、血小板减少性紫癜、再生障碍性贫血等病的辅助治疗。

阿胶性黏腻,不易消化,故宜间断服用为佳。舌苔厚腻或有痰湿体质者,不宜服用。

名方今用

来自《食医心鉴》的糯米阿胶粥

阿胶 30 g,糯米 100 g,红糖适量

糯米淘洗净,阿胶捣碎成小块,加水适量煮粥,边煮边搅拌。待阿胶全部烊化后,小火慢煮 2～3 沸,加入红糖搅匀即可。每日分 2 次,趁热空腹食用,3 日为一疗程,间断服用。

粥入五味空腹食之

豉湯方　治妊娠傷寒頭痛

豉合一　葱白一握去生薑一兩
　　　　　　　　　　細切

右以水一大盞煮至六分去滓分温二服

阿膠粥方　治妊娠下血

阿膠半兩炙　龍骨末一　艾葉末
黃為末　　　　　分　　　　分

右用糯米二合入藥以水煮作粥空腹食之

糯米阿膠粥方　治妊娠胎動不安

欽定四庫全書

糯米三　阿膠黃燥擣為末

右先煮糯米作粥臨熟下膠末攪勻食之

烏雌雞粥方　妊娠安胎及治風寒濕痹腰脚痛

烏雌雞一隻
取肉糯米三
合

右切雞肉於豉汁中和米煮粥入鹽椒葱白空腹食
之

丹雄雞肉索餅方　養胎臟及治胎漏下血心煩口乾

丹雄雞一隻取肉　白麵一斤
切作臛

之或作羹及餛飩索餅食之亦得

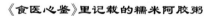

《食医心鉴》里记载的糯米阿胶粥

八、苁蓉羊肉粥
主治老人耳鸣、夜尿频

唐代很多人信奉丹食修道,因此误用丹食而中毒的现象多见,对养生之道的著述也颇丰。名医甄权是食养和摄生之道的代表人物,一生著有《药性论》《明堂人形图》《针经抄》《针方》《脉决赋》等著作。今虽不能见其原文,但从后世流传的辑文来看,甄权在《药性论》中提出药物有不同性味、归经,配伍各不相同,倡导食不必过于甘美,精针灸术,亦谙养生。也就是说,食不过甘,针药合用,才是养生正道。

甄权获一百零三岁高龄,在现今看来亦是高寿之人。《药性论》原书共四卷,现已亡佚。因为家乡许州扶沟(今属河南)冬天天气寒冷,故他在养生中多提及以羊肉为食材,温肾补虚益精。"羊肉做羹,益人",便有了这道流传至今的苁蓉羊肉粥。

方中的羊肉性味甘温,历来是民间冬令炖补服用的佳选,功能益肾补虚、温养气血、温中暖下;肉苁蓉性味甘咸而温,温肾益精血,又能润燥通便,实为温阳又不上火之物。合粳米熬粥,甘美可口,温而不热,为肾虚食养之要方。

苁蓉羊肉粥温肾补虚、壮阳暖脾,适用于肾虚劳损、腰膝疼痛、耳鸣耳聋、消渴、阳痿、尿频、夜尿频等症。

本药膳食性温热,有外感症状、阴虚内热或痰火壅盛者忌食。夏季不宜。肉苁蓉需严格按照剂量炮制后使用,建议在正规药店购买饮片,以避免出现因过量导致药物性肝损害。

来自《药性论》的苁蓉羊肉粥

肉苁蓉 30 g，精羊肉 250 g，粳米 100 g，葱白 2 茎，生姜 3 片，盐少许

肉苁蓉水煎取汁，羊肉洗净细切，粳米淘洗干净，与羊肉同入药汁共煎。烧沸后入盐、生姜、葱花，煮为稀粥食用。

札 记

唐　八、苁蓉羊肉粥

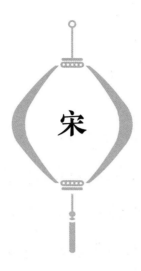

宋

宋代，官方对医药文献进行大规模整理

有了现存公元 10 世纪以前最大的官修方书

也有了将药膳放在首要地位的养老专著

到了宋代,有很多综合性文献问世,加上当时朝堂对医药文献的重视,成立皇家医书局,对医药文献进行大规模的整理校勘、注释,药膳内容也因此得到大力推广和保存。大型方书《太平圣惠方》《圣济总录》等收载了大量的药膳方,如耆婆汤、乏力气方等。同期,也有后世著名的药膳书《养老奉亲书》问世,作者陈直,又名陈真,曾为泰州兴化(今江苏兴化)县令,潜心研究宋以前各时期食养食治方面的成就,将药膳食疗放在养老奉亲、防治老年病的首位。

《养老奉亲书》全书载方323首,药膳方即占162首,在保存药膳方的同时,对药膳食疗的理论进一步阐述,提出食养在调解人体阴阳及五行生克上具有重要意义:"一生之中,阴阳运用,五行相生,莫不由于饮食也。"陈直在书中特别提到牛乳的食疗作用,创制"益气牛乳方",说"牛乳最易老人,性平,补血脉,养心长肌肉,令人身体康强润泽,面目光悦,老不衰……此物胜肉远矣。"在当时对牛乳食养作用的推广有重大贡献。

九、法治猪肚方

主治食欲不振、胃冷痛

古人强调以形补形，对于脾胃虚弱、畏寒之人，往往选用动物内脏，如猪肚、牛肚、羊肚来健运脾胃、强身、益气，这种药膳也适合脏腑功能较弱的老人、小孩或者气血亏虚后消化功能减弱之人。《养老奉亲书》中的法治猪肚方之所以成为传世名方，是方中加糯米，胡椒微炒后再用，增强了温胃暖中的功效，减轻了辛热药物对胃肠刺激，提示制作药膳时需注意的细节，在选择食材和饮片时，也要注意配伍剂量、制作方法、食材作用等各方面，才能使药膳发挥其食治的功效。

此方益气健脾、温中补虚，适用于脾胃阳虚所致的食欲不振、畏寒便溏、遇冷胃痛等症。方中人参味甘微苦，性微温，大补脾胃之气，益气健脾；干姜、胡椒为香料，辛热散寒温中，对寒食积滞、胃脘冷痛、反胃、呕吐清水、泄泻、冷痢均有治疗作用；猪肚补虚损、健脾胃，适合脾胃弱、气虚之人。本药膳既有益气健脾之功，又有温中散寒之效，对各种慢性胃病之人有良效。

名方今用

来自《养老奉亲书》的法治猪肚方

猪肚一具，人参 20 g，干姜 6 g，胡椒 10 g（微炒者佳），糯米 30 g，葱白食盐、生姜、黄酒等适量。

猪肚洗净，入沸水锅内焯至表皮伸展，再捞出，用清水冲洗干净，沥干待用。胡椒、糯米小火微炒，至微黄即可，塞入猪肚内。葱洗净后切成段，与胡椒、糯米、干姜、精盐等纳入猪肚，缝合，勿令泄气。把猪肚放入砂锅，加入生姜、黄酒、清汤，微火煮烂，空腹食之。

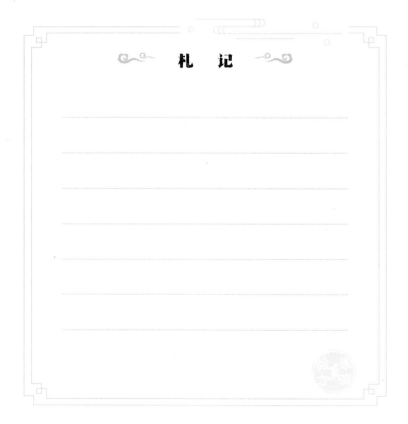

《养老奉亲书》里记载的法治猪肚方

一百天学中医

经典里的传世药膳

札　记

十、杏 仁 汤
主治气滞、便秘

陈直的《养老奉亲书》中还有一款药膳方流传至今，叫杏仁汤，功能理气宽肠、润燥通便。老年人容易气血亏虚，肠道津亏，排便不畅，或者经常有排便不尽之感，伴食少纳呆、腹胀满、舌苔薄白腻。本方中杏仁润肠通便、降利肺气以助大肠运化，火麻仁润燥滑肠，两仁合用，气血同治；板栗甘温益气，厚肠胃，益肠道；芝麻益肝补血，滋阴润肠，实属气滞便秘常用药膳。此方亦可以为老年人日常保健使用。

老年人由于肾精亏虚，牙齿松动，进食粗纤维素食物或坚果类食物减少，造成肠道蠕动减少，或肠道益生菌减少，通常都有排便困难表现，但又不能用峻猛之药攻伐太过，影响肠道正常功能。因此选用药食同源、多脂滋润的种仁类食材或饮片，配合富含植物油的芝麻，纤维素含量丰富的板栗，既起到调畅气机、润肠通便作用，也同时补益气血、增液行舟。仲景名方"麻子仁丸"即用火麻仁作为润肠通便的首选药物，同时，润下的方药中"五仁丸"也是选用杏仁、郁李仁、桃仁、松子仁、柏子仁等脂质多润的药食两用药物，增强肠道蠕动的作用。

来自《养老奉亲书》的杏仁汤

杏仁 10 g,火麻仁 10 g,板栗 30 g,芝麻 15 g

杏仁去皮(建议使用南杏仁,北杏仁口味稍苦,且有小毒)、火麻仁一起炒熟。板栗炒熟后去皮,芝麻炒香。将上物一起放入搅拌机中打粉碾碎,倒出,加水煮沸。早晚各服一次,饭前温服。杏仁、火麻仁均应炒熟后应用,且每次不要过量。

针对老年人气滞便秘,也可用杏仁加牛乳、粳米煮粥,每日晨起食用,润肠通便。

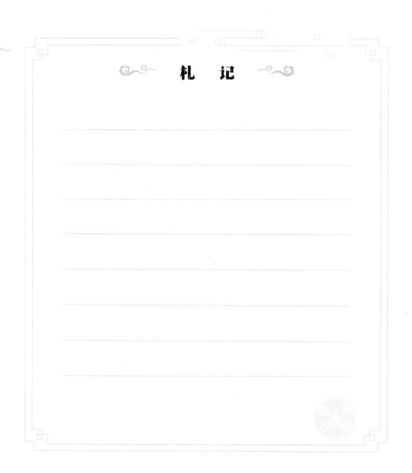

札 记

十一、苏子煎饼

主治慢性咳嗽

　　苏子煎饼方同样传自陈直的《养老奉亲书》。

　　方中的苏子即紫苏子,性温,降气、化痰、平喘;生姜散寒温化痰饮、和胃降逆;以白面为饼,便于常食。此方功效化痰宣肺止咳,适用于痰湿阻肺,症见咳嗽、气喘,痰多、色白而稀等,临床可用于慢性支气管炎咳喘反复发作或急性支气管炎发作期的辅助治疗。

　　寒痰咳喘多见于老年人慢支、肺气肿、肺心病等病症,现在过敏体质之人在换季时也常出现症状。这些人往往是痰饮体质,一旦感受寒邪,外寒引动内饮,则可见痰多咳喘、色白易咯。用紫苏子祛痰降肺气,既可缓解喘咳现象,又能起到润肠通便作用,其所谓"腑气一通,肺气自降"。宋代百姓喜食汤饼,以煎饼形式呈现,也符合为老年人创制之初衷。

　　紫苏属唇形科一年生草本植物,气味芳香,在古诗中被称为"荏苒",春发、夏长、秋实、冬枯,一岁一枯荣。就像人一样,来了又走了,历经繁华与孤寂,最终归于尘埃,跟紫苏有过繁茂和枯萎一样。于是古人就把紫苏称为"荏",后又写作"荏苒"。紫苏原产于我国,在田间地头、路边墙角时有栽植,随手可得,可炖肉、炖鱼、炖茄子、烧烤等。随手扯上几片紫苏叶子,或连枝带叶地放食材里,做出的食物具有独特的香味。

来自《养老奉亲书》的苏子煎饼

苏子30g,白面150g,生姜汁30ml,食盐适量

紫苏子洗净捣碎,加白面、姜汁、水、食盐适量,调匀为糊。起油锅,四成热,烙成煎饼。现代也可用烤箱烘焙完成。每日1次,空腹食之,20天为一疗程。

札 记

十二、枸杞叶粥

主治虚热

北宋王怀隐、王祐等奉敕编写的《太平圣惠方》是著名方书，简称《圣惠方》，共 100 卷，自太平兴国三年（978 年）至淳化三年（992 年），历时 14 年编成。该书为我国现存公元 10 世纪以前最大的官修方书，收录各科诸病病因证治，及神仙、丹药、药酒、食治、补益、针灸等内容，各部首列《诸病源候论》条文，次述方药。部分古典医籍佚文赖此得以保存，其中食治的方药或药膳方亦有大量收入，并沿用至今。

《太平圣惠方》中的枸杞叶粥选取药食两用食物，煮粥食用，对虚热盗汗、失眠、饮食不佳者，有较好的食治作用。枸杞叶也称"枸杞头""枸杞芽"，民间春天多做野菜食用，味甘微苦，性凉，退虚热、除烦渴，清热明目养阴；豆豉，"黑豆性平，做豉则温。既经蒸罨，故能升能散"，配伍枸杞叶，辛温不燥、发散不烈，治阴虚发热最为适宜；粳米补益中焦，煮粥食用，药力虽缓，持久也能取效。

本方清退虚热、除烦止咳，适用于虚劳发热、心烦口渴、睡眠不佳、盗汗、胸中烦闷不舒、舌尖红、脉细数等。也可用于阴虚引起的目赤肿痛、妇女带下、热毒疮肿等症，老人、小孩均能食用。

明代的李时珍在《本草纲目》中提到"春采枸杞叶，名天精草"，这里所说的天精草即特指"根茎与花实，收拾无弃物"的枸杞叶嫩芽。可见枸杞叶到了明代也是老少皆宜的春天常食之物。

来自《太平圣惠方》的枸杞叶粥

鲜枸杞叶 100 g(干品减半),淡豆豉 20 g,粳米 100 g

枸杞叶在食用前宜先沸水余烫一下,挤干水分,以去除苦味。

先将豆豉水煎取汁,粳米淘洗干净,同豆豉汁一起放入锅中,煮粥。快煮好时,下枸杞叶,稍煮几沸,加入植物油、葱花、盐、胡椒粉等调味料即成。每日 1～2 次食用。

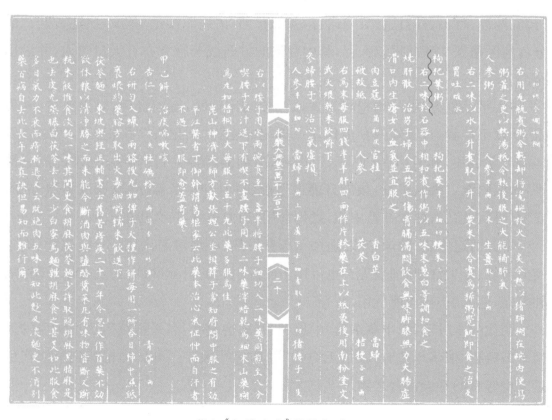

载入《永乐大典》的枸杞叶粥

十三、牛膝复方酒
主治关节疼痛

现代社会有很多人由于饮酒过度或长期不规律的生活习惯,导致免疫功能紊乱,出现免疫系统疾病,风湿性疾病即是其中之一。而选用药酒是从古至今重要的养生方式,对于风湿性痉挛痹痛、关节屈伸不利等症,药酒的用法尤其流行。将药物用白酒浸泡后,既可借药酒的辛热作用,使药力周行全身,又可使药物有效成分浸出在酒中,达到养身保健治疗的目的。药酒多适合于天气寒冷、风湿病症多发之地,这些地域的人群也比较擅长饮酒,以此缓解因风寒湿邪侵袭关节肌肉,而致关节疼痛、遇寒加重的现象。

《太平圣惠方》中的牛膝复方酒活血通络、补肾壮骨,适用于血脉瘀滞、肝肾不足所致各种关节不利、筋骨疼痛、肌肉酸痛、肾虚腰痛,特别是腰膝以下膝关节疼痛、屈伸不利者。其中,牛膝甘苦酸性平;杜仲性温甘微辛,补益肝肾,活血利水下行,强健筋骨;生地黄、石斛滋阴,填精益精除痹痛;丹参活血养血、通络止痛,和牛膝缓解筋骨疼痛;白酒辛热,散寒邪、通行血脉、行药势,为风寒湿痹常用药酒。

该药酒可内服也可外用,但热病病人及孕妇忌服。

名方今用

来自《太平圣惠方》的牛膝复方酒

牛膝 120 g,丹参、生地黄、杜仲、石斛各 60 g,白酒 1.5 L

将上述五味药饮片,分别加入白酒中,密封口,浸泡 7 天左右,待浸出药酒颜色后,即可饮用。每次 30 ml,每日 1 次。不善饮酒者,可减半服用。

十四、蜜蒸百合

主治肺阴不足干咳、燥咳

中药材多口味苦涩，药食两用之品也有口感不佳的。蜂蜜蒸食则是古代医家减轻药物苦涩常用的方法，使病人容易接受食治疗法，缓缓起效。出自《太平圣惠方》的蜜蒸百合就相当有代表性。

方中百合味甘性微寒，养阴清肺、润燥，止咳化痰；蜂蜜性味甘平，补中润燥，和营卫、通三焦、调脾胃。本方功效润肺止咳，适用于肺阴虚导致的咳嗽，干咳或燥咳、咳而无痰或少痰、胸中烦闷、咽干唇燥、大便干结，舌尖红、苔少、脉细数等。

现代人很容易因压力大、气候变化等因素出现过敏现象，其中尤以过敏性鼻炎、哮喘、皮疹多见，这款药膳非常适用。它制作简单，原材料来源方便，口感友好，老少咸宜，也可用于春秋季天气干燥、咽干咽痒的人。

痰湿体质或有便溏泄泻者，以及糖尿病病人不宜食用。

名方今用

来自《太平圣惠方》的蜜蒸百合

百合 100 g，蜂蜜 50 g

百合洗净后加入蜂蜜，搅拌均匀，放入容器中，隔水蒸熟即可。随时含服，慢慢吞咽。也可放凉后，作为零食或下午茶茶点食用。

十五、凉拌黑木耳
主治血痢

大家都吃过凉拌黑木耳吧？没人想到这款餐桌上、宴席上经常亮相的冷菜出身不凡——来自《太平圣惠方》吧？

黑木耳是重要的药食两用材料，可凉拌也可炒食，也可佐配其他肉类食材一起炖煮，味道鲜美，营养丰富。中医认为黑木耳能益气养血止血，古人常用于血痢腹痛，见腹痛、里急后重、大便出血，或痔疮出血等症。现代药理研究显示其有抗炎、抗溃疡，升高血细胞作用，因富含多种氨基酸、多糖等多种成分，对高血压、高血脂、各种出血病症、肿瘤放化疗后治疗等均有辅助作用。

黑木耳作为真菌木耳子实体，在我国主要产区为东北三省，主要成分除多糖、氨基酸以外，现在发现还有类似干扰素作用，还有植物色素、微量元素，这些对人体都有一定的保健作用。

来自《太平圣惠方》的凉拌黑木耳

黑木耳 30 g，水 150 ml

黑木耳泡发后洗净，加水煮熟后放凉。捞出木耳，加少许盐、醋等调味料。先食用木耳，如出血明显，煮木耳的汁水也可一起服用，增强止血功效。

十六、安胎鲤鱼粥
主治先兆流产

很多现代女性由于各种原因错过了最佳生育年龄，等到想要生宝宝时，已是高龄产妇或者出现习惯性流产、子宫功能性出血。为了养胎用尽各种方法，劳心伤神的人们，可试试《太平圣惠方》里的养胎名膳"安胎鲤鱼粥"。

安胎鲤鱼粥所用苎麻根甘寒无毒，清热解毒、止血散瘀，是治胎漏下血常用药；鲤鱼健脾和胃，利水安胎；糯米温胃安中、益气血，和两者同煮粥，扶正健脾、利水止血。适用于妊娠胎动不安、胎漏下血、妊娠浮肿等症，现在也多推荐给高龄产妇、多次流产后胎儿不稳，或妊娠反应强烈的孕妇调养。

这款药膳选用鲤鱼煮粥，味道鲜美，营养丰富，同时富含不饱和脂肪酸和微量元素钾，且优质蛋白质易于消化吸收。

一百天学中医 经典里的传世药膳

名方今用

来自《太平圣惠方》的安胎鲤鱼粥

活鲤鱼1条（500g左右），苎麻根20g，糯米50g，葱、姜、油、盐适量

鲤鱼洗净，去除内脏、鱼鳃，片成两片，去除鱼刺，切成小块。热锅加姜片，用油煸一下鱼，防散开，捞出沥油。锅内加入淘洗干净的糯米、苎麻根、鱼肉，加适量水，煮粥。快煮好时，加入葱花、盐、胡椒粉等调味。空腹食用，每日2次。

也可用鲫鱼代替鲤鱼。如果有人因妊娠反应强烈，不想食用河鱼类，也可用海鱼代替，但利水消肿的效果稍差。如果胎漏明显，还可加大苎麻根剂量至30g。

十七、枣泥羊肉

主治慢性腹泻、慢性胃病

宋徽宗时，由朝廷组织人员编纂，于 1111—1117 年（政和年间）著成《圣济总录》，又名《政和圣济总录》，共二百卷。后经金大定年间、元大德年间两次重刊（名为《大德重校圣济总录》）。该书系采辑历代医籍并征集民间验方和医家献方整理汇编而成。内容有运气、叙例、治法及临床各科病证，包括内、外、妇、儿、五官等多科疾病，以及针灸杂治、养生等，有论有方，录方近二万首，保存了大量的医药理论和经验。

《圣济总录》里有一首调治休息痢的名方——枣泥羊肉。古人所谓下痢，是指腹泻，泄下无度，并不是现代所指细菌感染所致的痢疾。休息痢在中医是指反复发作，时发时止的慢性腹泻。大多数古代文献中用药食治疗的泄泻病症为虚寒性的腹泻，时间较长，属于慢性腹泻病症，选用这个温阳补虚、益气生血的枣泥羊肉，可温中散寒、止泻止痛，同时又能补益因慢性腹泻而致的气血亏虚现象。考虑到辛热之物可能会引起虚火上炎，制作过程中还配伍胡黄连清虚热，使整个食治温而不燥、补而不滞。

本方健脾温中，益气养血，除适用于虚劳下利、腰膝酸软、腹痛喜温喜按等症，也可用于慢性虚寒性腹痛、慢性胃病，以腹中隐痛、面色㿠白、乏力、纳少、便溏为主者。有外感感冒、咳嗽，或热病者忌用。

来自《圣济总录》的枣泥羊肉

羊肉(去筋膜,取精者切薄片)120 g,大枣(煮熟,去核皮)20 个,胡黄连15 g,胡椒粉 15 g

大枣捣泥,胡黄连饮片碾成细末,加入胡椒粉,和枣泥搓成丸子,用小火煨熟。羊肉洗净,去除血水,加葱、姜、盐、水煮熟,捞出,切薄片。将9g左右煨熟的枣泥丸均匀撒在羊肉上,再小火煨香即可。

以上是古方做法。现代制作时可先将大枣、胡黄连、胡椒粉一起打粉,羊肉洗净去血水,煮半熟,捞出切薄片;撒上枣泥粉,放烤箱小火烤1～2分钟,香味出即可。

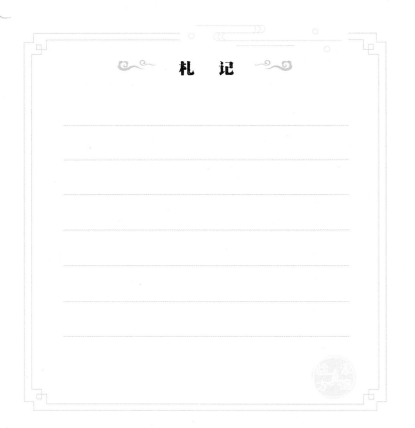

札 记

十八、百合鸡肉米

主治产后赢虚

妇女产后每多见体虚精亏、耗伤气血,还要分泌乳汁哺养新生儿,因此古人一直非常重视女性在月子期间的调护,认为调养得当对大人小孩都有益处。出自《圣济总录》的百合鸡肉米既可做主食,又可佐餐食用,至今仍不失为一道适合产妇调养的实用佳肴。

方用黄雌鸡甘温补中,百合清虚热、补肺益气,粳米健胃和中、护中焦胃气。本方能温中益气,补精填髓,适用于产后赢虚,症见纳少、反胃、产后乳少等,也可用于一般人的虚劳赢瘦、乏力、久泻久痢、消渴、水肿、崩漏、带下色白清晰量多等体虚精亏之证。

从现代营养学角度看,百合鸡肉米使产妇胃口大开,补充蛋白质和微量元素,帮助恢复体力,既保证新生儿的母乳来源充分,又调护生产后的身体损伤。现代也可以作为女性调养妇科疾病的药膳。

来自《圣济总录》的百合鸡肉米

黄雌鸡一只,生百合30g,白粳米饭2盏

黄雌鸡(母鸡)去毛及内脏,生百合洗净,将粳米、百合一起纳入鸡腹中,用线缝定,加调味料煮熟整鸡。待鸡熟后,开肚,取出百合粳米饭,用鸡汁调和食之,鸡肉佐餐食用。

十九、鲤鱼冬瓜羹

主治妊娠水肿

前文说到过《太平圣惠方》里的养胎名膳鲤鱼安胎粥，《圣济总录》里也有一首用于妇人调养的名方——鲤鱼冬瓜羹，可健脾利水养胎，适用于妊娠水肿。鲤鱼性味甘平，健脾利水消肿；冬瓜甘淡微寒，利尿消肿、生津止渴，属药食两用之品。孕妇症见下肢浮肿，或全身水肿、按之凹陷，舌苔白或腻时，可用这道美味可口的药膳方食疗。

高龄产妇伴妊娠高血压时，常见下肢浮肿、皮肤绷紧光亮，小便频数、量少，选用这道鲤鱼冬瓜羹可利水消肿，还可适当补充蛋白质，减轻妊娠所致蛋白质不足的情况。

名方今用

来自《圣济总录》的鲤鱼冬瓜羹

鲤鱼 1 条(250 g)，冬瓜 1 000 g，葱白 10 g

冬瓜洗净、削皮、去瓤(皮瓤可留用)，切成薄片。鲤鱼去鳞、鳃、内脏，洗净；加适量水于锅内，大火先煮，鱼去骨。将冬瓜、葱白放入锅内，再加适量水，继续煮至瓜熟肉烂汤稠为度，捞出冬瓜、葱白，每日 2～3 次食用。

如小便量少明显，制作过程中可保留冬瓜皮一起煎汤，增强利尿作用。也可留冬瓜籽一起煮羹，化痰、健脾、利尿而不损伤胎元。

二十、乌 梅 粥
主治久咳、久痢、暑热口渴

最早见于《圣济总录》的乌梅粥，后世在《家庭药膳》《保健药膳》等现代药膳文献中亦多次收录，原方不仅止泻止咳生津，还可用于虚烦口渴，甚至夏季烦热出汗较多时，也可食用此药膳敛汗生津，缓解苦夏导致的人体津液失调、电解质紊乱的现象。本药膳酸甜可口，制作方便，如在盛夏，也可作为甜品食用。

方中乌梅味酸涩性平，善收敛，能生津止渴、除烦，对久泻久痢、久咳、虚汗、消渴、暑热口渴多饮，均有很好的作用；粳米甘平，补脾益五脏，止泻痢，壮气力；冰糖平和，同乌梅合用，既能矫正乌梅过于酸涩之味，还可起酸甘化阴作用，缓解津亏口渴的症状。此药膳敛酸、甘共为一膳中，功效多样，能涩肠止泻、敛肺止咳、生津止渴。可酌情选用于泻痢不止、倦怠食少，或久咳不止、咳甚气喘汗出，及消渴或暑热汗出较多、口渴多饮等症。

来自《圣济总录》的乌梅粥

乌梅 20 g，粳米 100 g，冰糖适量

乌梅洗净，拍破，入锅煎取浓汁，加入粳米一起煮粥。待粥熟后加入冰糖少许，稍煮即可。早晚空腹温服 1 次。

二十一、竹 茹 饮
主治急性胆道疾病、呕呃

中国古代农业社会的四大发明对现代社会有重大的意义，一是种稻，可以追溯到 1500 年前，原始母系社会的野稻驯化；二是种植大豆，对农耕文明起到推动作用，并进一步发明了豆类制品；三是养蚕缫丝工业的发明，促进了对外交流；四是茶叶的种植和加工方法，一直传播到古代欧洲大陆。欧洲王室的下午茶、日本的茶道、我国国内的各种制茶工艺都有很多的拥趸者，也满足了不同阶层、不同人群对茶饮的需求。

茶饮文化的发展，使药膳食用形式中也出现了一种方便简单的形式，即代茶饮，诸多著名的药茶方，如前文提到的竹茹芦根茶（《太平圣惠方》）、现在知名度极高的川芎茶（《和剂局方》）得以传世。今天，在药膳中选用适当的代茶饮，既满足当今社会快节奏的需要，也体现了药膳食疗的多变性和适应性。

《圣济总录》里的竹茹饮即一款简便可口的代茶饮方。竹茹又称淡竹茹，味甘寒微苦，可清热除烦止呕，又能除虚烦、助睡眠。方中另有乌梅，味酸，能生津止渴、敛阴；甘草调味，能酸甘化阴、和胃利胆，使药膳酸甜可口。本代茶饮能清胃止呕、生津止渴，适用于胆热犯胃引起的胃热呕吐、口苦胸闷、吐酸苦水，或者干呕呃逆、口燥咽干、口渴喜饮、暑热烦渴等。现代临床常用于急性胆囊炎、胆汁反流性胃炎等证属胆热犯胃引起的呕吐、胁肋胀痛等。

一百天学中医

经典里的传世药膳

来自《圣济总录》的竹茹饮

竹茹 30 g，乌梅 6 g，甘草 3 g

竹茹、乌梅、甘草分别洗净，放锅内，加水适量，大火烧开，改小火继续煎煮 10 分钟，去渣取汁，代茶频饮。

现代运用，也可以用养生壶直接煎煮三味饮片，水开后加入饮片，煎煮 10 分钟，即可代茶饮。

札 记

二十二、补骨脂核桃煎

主治慢性咳喘、遗精、尿频

宋代官修的本草方书都具有体量浩大、收方繁复的特点，这个可能和宋代官修均由皇帝本人亲自过问，或者皇帝对医术特别感兴趣有关，也可能和部分宋代文人官员喜修道和服食丹药以养生有关。

北宋唐慎微约撰于绍圣四年至大观二年（1097—1108 年）的《经史证类备急本草》，简称《证类本草》，共 31 卷。该书系将《嘉祐本草》《本草图经》两书合一，予以扩充调整编成。共载药 1 748 种，重在汇集前人有关药物资料，参引经史百家典籍 240 余种。所摘陈藏器《本草拾遗》、雷敩《雷公炮炙论》、孟诜《食疗本草》、李珣《海药本草》等古本草条文尤多，弥足珍贵。又辑众多医方，各注出处，为宋代本草集大成之作。

宋代医家更重视对先天之本（肾）的调护和保健，也出了很多补肾养阳的方药。出自《证类本草》的补骨脂核桃煎原为肾阳不足、遗精滑泄之体所设，原也是中药膏滋药，后经改制剂型，加入蜂蜜煎膏，逐渐演变为药膳食疗方，也扩大了使用范围。

方中补骨脂性味辛温、补肾助阳，对肾阳虚衰所致阳痿早泄、滑精、腰膝冷痛、虚寒喘嗽等均有效；胡桃肉味甘涩性温，补肾助阳、纳气定喘、益智健脑，能缓解老年人夜尿频繁。《医林纂要》曰"胡桃仁连皮则能固能补，去皮则止于能行能润耳"。胡桃肉连皮同用，止嗽敛喘。全方温肾阳、强筋骨、定喘嗽，适用于肾阳不足、阳痿早泄、滑精尿频、腰膝冷痛、久咳虚喘等症。

本方原名"补骨脂煎"，后改为丸剂，名补骨脂丸，也有称之为"膏煎"。

来自《证类本草》的补骨脂核桃煎

补骨脂 100 g，核桃肉 200 g，蜂蜜 100 g

补骨脂饮片酒拌蒸熟（否则有肝毒性），晒干后研粉；核桃肉炒熟后研末（现在也可用粉碎机打粉）。两者混匀后，加入蜂蜜，调和均匀，收入玻璃瓶内贮存。每服 10 g，黄酒调服；不善饮者，温水调服。每日 2 次。

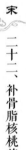

❧ 札 记 ❧

二十三、猪 肝 羹

主治雀盲

用动物内脏治疗疾病，在中医传统理念中历史悠久，早在秦汉时期《神农食经》中就有记载，如用羊的甲状腺治疗粗脖子病，羊肝、猪肝治疗雀盲症等。唐宋时期，这种疗法广泛应用，在医学理论上多有阐发创新，深受后世医者赞许。在日本、朝鲜也备受重视的《仁斋直指方论》中即有一款猪肝羹，值得今天借鉴。

《仁斋直指方论》又名《仁斋直指方》《仁斋直指》，以论治内科杂病为主，兼论外科及妇科病症，共 26 卷，是杨士瀛医学理论与临证实践的总结。杨士瀛，字登父，号仁斋，三山（今福州市）人，南宋著名医学家，被后世称为"德医""福建四大名医"之一。杨氏重视气血的作用，对五脏相关的诊治有独到见解，在治疗上指出："疗痰之法，理气为上，和胃次之。"书中给出橘皮汤等 14 首治痰方剂，除常用化痰药物天南星、半夏、桔梗等，还使用辰砂、白矾等矿物药，为后世提供了宝贵经验。

《仁斋直指方论》所载猪肝羹补血养肝、护精明目，适用于肝血亏虚所致的视物昏花、两目干涩，尤其是雀盲，也就是夜盲症。方中猪肝、鸡蛋均为血肉有情之品，富含微量元素铁、维生素 A 和卵磷脂，能补益精血、营养视神经、减轻夜盲症的发生；葱白温通阳气；豆豉辛温发散，去除猪肝的腥味，同时大豆发酵的豆豉富含易吸收的大豆卵磷脂，配合猪肝、鸡蛋，发挥补益肝肾、明亮眼目作用，对青少年假性近视、老年人视力减退也都有很好的保健作用。

动物内脏富含各种维生素和微量元素，是补充人体不足的上佳来源，但缺点在于脂肪含量较高，且制作要求多采用快速煸炒的方法，不符合现代营养学对饮食健康的要求。有些素食者，对这类膳食接受度也比较低。因此我们更应传承这些传统食材的合理的药膳制作方法，纠正人们对动物内脏食材的偏见。

来自《仁斋直指方》的猪肝羹

猪肝 100 g,葱白 15 g,鸡蛋 2 枚,豆豉 5 g,食盐、料酒、酱油、淀粉适量

猪肝洗净,沥干水分,切成小片,加食盐、酱油、料酒、淀粉抓匀。鸡蛋打匀,备用。葱白切碎,以水煮豆豉至酥烂。下入猪肝、葱白,临熟时将鸡蛋倒入。佐餐食用。

宋 二十三、猪 肝 羹

《仁斋直指方论》记载的猪肝羹

二十四、人参胡桃汤
主治慢性咳嗽

南宋严用和所撰的《济生方》(1253 年)和《济生续方》(1267 年)，后世统而称之曰《严氏济生方》。书中收方广泛，汉、唐、宋以来诸家名方及民间验方均有采录，其中尤重《和剂局方》《三因极一病证方》二书方论，对常用古方善于化裁，如仲景治疗肾虚的肾气丸，经严氏加味牛膝、车前子后，扩大了原方适应范围，成为治疗虚(肾虚)实(水湿)夹杂证的名方——济生肾气丸。

严氏创制新方讲究刚柔相济、佐使合宜，用药平正稳妥，如归脾汤、小蓟饮子，以及药膳方人参胡桃汤等名方，均备受后世医家推崇。

人参胡桃汤以人参大补元气，改善短气喘促、懒言声微等肺气虚衰症状；核桃仁甘涩性温，补肾固精、温肺定喘，善治肾虚咳嗽；大枣补脾和胃，益气生血；生姜散风寒，去冷痰。共为平喘止咳的汤饮，全方补益肺肾、纳气定喘，适用于肺肾两虚、肾不纳气之喘证，症见咳嗽喘促、不能平卧、动则喘甚、咳声低微、短气乏力、脉弱等。

现代临床上，本方可用于慢性支气管炎后期、肺气肿、肺部肿瘤术后见上述症状的病人，对依赖氧气的病人尤其有帮助。慢性喘咳或慢支、肺气肿病人，由于病程较长，病势缠绵，往往有明显的缺氧状态，导致动则气急，或者不动也气急的现象。很多人会采用家庭吸氧的方法来缓解症状，但长期高浓度吸氧容易导致氧中毒，有些病人会有吸氧依赖症，或者出现下肢凹陷性水肿。此时采用药膳食治法配合，可以减轻患者对吸氧的依赖。同时，人参、核桃肉温肾补虚平喘的作用，也体现了中医治疗重视预防的思想。本方不但针对病变部位，而且从脏腑相关性出发，采用补肾纳气平喘的方法，起到事半功倍的作用。

一百天学中医　经典里的传世药膳

来自《严氏济生方》的人参胡桃汤

人参6g,核桃仁30g,大枣7枚,生姜5片

人参(一般选生晒参,畏寒明显者可选红参,有条件的也可选野山参)洗净切片,大枣、核桃仁、生姜洗净后入锅,加适量水。大火煮开,改小火慢炖30分钟左右,待香味溢出,去生姜,空腹温服,日服2次。

札 记

宋 二十四、人参胡桃汤

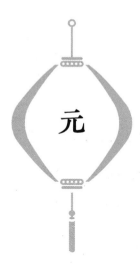

元

元代，出现了我国第一部营养学专著

当时游牧民族的饮食习惯

影响着中原地区的药膳文化

我们将看到很多有强壮、御寒作用的食疗名方

　　金元时期很多著名的医家都十分重视食养食疗。"补土派"李杲主张补脾胃养元气，认为饮食不节是致病的重要原因，深化了食养的重要性。"攻下派"张子和强调食养"养身当论食补""精血不足当补之以食"，认为食养和药治地位相同。元代养生家贾铭以"慎饮食"为养生要旨，寿至百余岁。

　　元代初期，元世祖忽必烈仿古代食医制，设置执掌饮膳的太医四人，讲究"补养调护之术，饮食百味之宜"。太医忽思慧所著《饮膳正要》成为我国第一部营养学专著，收载抗衰老药膳方29首，其他疾病药膳129首，对保健药膳的发展起到了极大的推动作用。

二十五、六味牛肉脯
主治脾胃虚寒冷痛

　　《饮膳正要》共三卷,卷一讲的是养生饮食禁忌和珍贵奇特的食物,卷二讲的是煲汤和食物治疗诸病及食物相反、中毒等;卷三讲的是五谷类、肉类和蔬果类食物以及调料等。该书记载药膳方和食疗方非常丰富,特别注重阐述各种饮膳的性味与滋补作用,并有妊娠食忌、乳母食忌、饮酒避忌等内容。它从健康人的实际饮食需要出发,以正常人膳食标准立论,制定了一套饮食卫生法则。忽思慧在这部书中,以"养生避忌"冠篇首,可见他并不是一位只从饮食出发,持纯营养观点的人,而是通过讲饮食,着眼点还是放在人的养生和健身上。《饮膳正要》当时虽是为皇帝延年益寿所编的专著,但对普通百姓的养生观念普及也起了很大作用。

　　六味牛肉脯原书记载是作为零食来食用,以补充古人因食物摄入不足导致脾胃虚弱、时有胃冷痛、发育不良的症状。其制作方法更偏于现在西北地区牛肉干的做法,这也和元代帝王及其医官属蒙古族人,偏重游牧民族饮食习惯的特点有关。该药膳方温补脾胃,补虚,强健筋骨,以牛肉、胡椒、荜茇、陈皮、草果、高良姜、砂仁六味辛热温中,又用姜、葱等芳香调味之品散寒行气、止胃部疼痛,同时还可消食、调脾胃。常用于脾胃虚寒、胃部冷痛、小儿老人食欲不振,或食少不消化、手足冷、怕冷之人。现在我们用该药膳方来调理脾胃虚弱之人,制作方法简化,膳食营养美味,老少咸宜。

来自《饮膳正要》的六味牛肉脯

牛肉 2500 g,胡椒 15 g,荜茇 15 g,陈皮 6 g,草果 6 g,砂仁 6 g,高良姜 6 g,姜汁 100 ml,葱汁 20 ml,食盐 100 g

将黄牛肉剔去筋膜,洗净后冷水浸至血沫干净,入水焯沸,捞出放凉后切成条。将胡椒、荜茇、陈皮、草果、砂仁、高良姜一起混匀研成粉末,再用姜汁、葱汁拌匀,加入食盐调味。把牛肉条放入调匀的药汁中,充分腌制入味。静置 2 日后取出,放烤箱烤熟,食用。

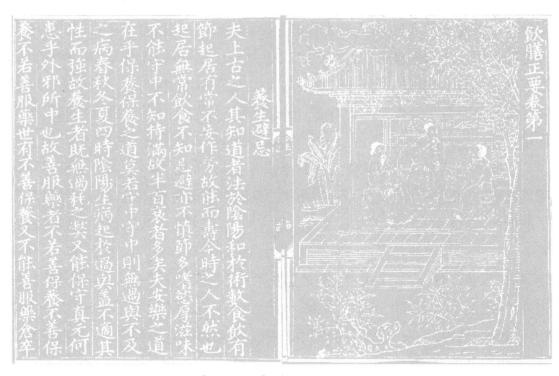

《饮膳正要》篇首"养生避忌"

二十六、良姜炖鸡块
主治胃冷痛

元代的统治者来自严寒的北方,常年的游牧生活方式导致老人、妇女、儿童常有寒湿郁于中焦、关节、肌肉或者女子胞宫,导致一系列寒邪所致的病症较多见。忽思慧在《饮膳正要》记载,用高良姜和辛热类药材炖煮公鸡肉,既可去除寒湿痹痛,又能补充摄入不足,味道鲜美,老幼皆宜。这就是流传至今的良姜鸡。

本方中高良姜辛热,温胃暖脾、行气降逆、散寒止痛,止呕止泻;草果性温,燥湿除寒、消宿食积滞;陈皮苦辛而温、芳香温燥,能理气和中消胀;胡椒性辛热,温中散寒,能除风寒湿痹、止痛。公鸡肉性味甘温,温中补气,填精益髓,为滋补佳品。全方温中散寒、燥湿行气止痛,且美味可口,适用于脾胃虚寒导致的胃脘冷痛、呕吐泄泻、反胃食少、体虚瘦弱等症;也可用于风湿痹痛、寒疝疼痛、宫寒不孕、虚寒痛经等。

来自《饮膳正要》的良姜炖鸡块

高良姜 6 g,草果 6 g,陈皮 3 g,胡椒 3 g,公鸡 1 只(约 800 g),葱、食盐等调味料适量

将高良姜、草果、陈皮、胡椒装入纱布袋中,扎口。将公鸡宰杀后去毛和内脏,洗净切块,去头爪,与药袋一起放入砂锅。加水适量,大火煮沸后,撇去浮沫,加入葱、食盐等调料。小火炖 2 小时左右,香味大出后,去纱布袋,装盆食用。每周 2～3 次。

二十七、玫瑰花烤羊心

主治心悸、失眠、健忘

元人喜食羊肉，较少食用猪肉、鸡鸭等。忽思慧是饮膳太医，主要负责皇帝的保健和养生，且古人提倡以形补形，故其选用羊心串烤食用，以改善老年人心悸失眠、健忘等心血不足现象。这首玫瑰花烤羊心既可以作为休闲食品补充体力，又可以佐餐食用，也达到了养心安神，散郁结的目的。

本膳原名"炙羊心"，能补心、疏肝、安神。羊心味甘性温，补心气、滋心阴、安神志；玫瑰花味甘、微苦，性温，理气解郁、和血散瘀、芳香醒神；食盐调味，散郁调气、养心安神。本方食用方便，适用于心血亏虚所致惊悸失眠、郁闷不乐、记忆力减退、两胁肋胀痛、头痛目暗、神疲食少、胃脘不适，以及妇女月经不调等。

现代人生活节奏快、工作压力大，下班后喜欢喝酒撸串的不乏其人，觉得这是解乏的好办法。也有人喜欢宵夜吃烤串，可见烤炙食物的方法，在古代和现代都有很多人喜欢。注意，有高血压的人要减少食盐用量。

名方今用

来自《饮膳正要》的玫瑰花烤羊心

羊心 1 个，鲜玫瑰花 70 g（干品 15 g），食盐 30 g

玫瑰花洗净，放入小锅，加清水适量，放入食盐，煮 10 分钟，冷却备用。羊心洗净，切小块，用竹签串好，蘸玫瑰花盐水反复在火上烤炙至熟（稍嫩，勿烤焦），热食或佐餐食用。也可用玫瑰花蜂蜜水代替盐水。

一百天学中医 经典里的传世药膳

二十八、羊肉大麦汤
主治脾胃虚寒腹痛、前列腺炎

这里再介绍一款《饮膳正要》中同样以羊肉为主要食材的药膳方——羊肉大麦汤。方中大麦仁益气调中消食,有消胀开胃之功;草果辛温,燥湿除寒,祛痰消食顺气;羊肉辛热大补,同煮能大补元气、温中暖胃散寒。本方炖汤主食两相宜,能温中下气、健脾养胃,适用于脾胃虚寒所致的腹胀、腹痛、腹泻、畏寒手足冷等症。另可用于男性性功能减退、慢性前列腺疾病等,也可作为老年男性日常保健用。

冬天天气寒冷,畏寒肢冷多见,特别是老年男性,或多或少都有前列腺问题,天一冷,腹中冷痛,往往加重症状。选用羊肉大麦汤既可暖胃祛寒,又可作为老年人主食。大麦仁煮稠后,可代替主食,暖胃消食除胀,特别适合老年朋友冬季食用。

忽思慧作为太医,却经常选用方便易得的食材和药材制作膳食,强调药食同治,其在日常保健养生方面的推动作用,本方可见一斑。

名 方 今 用

来自《饮膳正要》的羊肉大麦汤

羊肉 300 g,草果 5 g,大麦仁 100 g,食盐适量

将大麦仁用开水淘洗干净,放入砂锅,加水适量,大火烧开,改小火煮熟,备用。羊肉洗净和草果一起放入锅内,加水适量煮熟,捞出,连汤一起加入煮熟的大麦仁粥中,加适量盐调味,小火慢炖熬至熟透即可。早晚佐餐食用。

二十九、莲 花 茶
主治出血病症

居元四家之首的倪瓒于元末隐居太湖，家有云林堂，著有菜谱《云林堂饮食制度集》。《云林堂饮食制度集》是反映元代无锡地区饮食风俗的烹饪专著，书中有不少菜肴，如烧鹅、蜜酿蝤蛑、煮麸干、雪菜青虾卷等十分精致。这些菜肴有的被后世烹饪书籍复录，特别是"烧鹅"一品，清代袁枚在《随园食单》中录入，并改用倪瓒之号题名为"云林鹅"。

倪瓒在《云林堂饮食制度集》中收集了很多无锡苏帮的特色菜，记载了很多江南鱼鲜的制作方法。比如"蜜酿蝤蛑"，如今的苏式名菜"芙蓉蟹斗"（一名"雪花蟹斗"）正是在其基础上发展而来的，至今还在国宴上出现。除了鱼、虾、蟹、螺，极具水乡特色的湖泊时蔬也在书中多见，正是著者家乡饮食文化的反映。这款莲花茶选用水乡多见的莲花，苦甘性平，有清心凉血、止血活血之用；另一味绿茶，亦具江南特色，苦甘性凉，常服可清心提神、生津止渴、清热解毒、利尿祛湿。本方适用于血热所致心烦、咯血、衄血、呕血、月经过多、尿黄赤等症。

莲花茶作为元代茶饮，受唐宋时期茶文化的影响，原方是将茶研细末，做茶膏后，沸水调服，类似现在的抹茶。而现代冲泡茶饮法，是到明代后期才逐渐发展起来的。现代冲泡的莲花茶药性平和，服用方便，也是夏令祛暑清热、升清阳的日常保健饮品。

一百天学中医

经典里的传世药膳

来自《云林堂饮食制度集》的莲花茶

莲花 6 g,绿茶 3 g

取 7 月含苞未放的莲花大花蕾或初开之花朵,阴干,和茶叶共碾细末,装入到泡茶袋中,冲泡饮服。或取莲花和绿茶,一起放入杯子中,沸水冲泡,代茶饮。

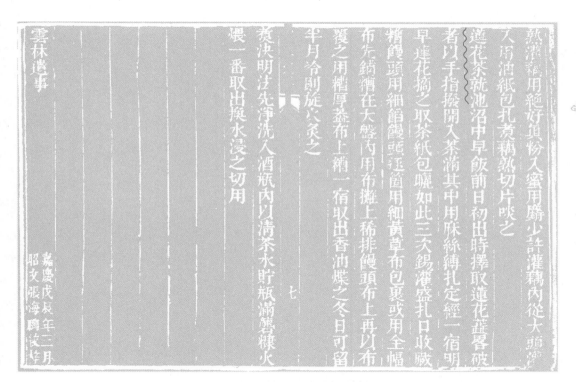

《云林遗事》里记载的莲花茶

元 二十九、莲花茶

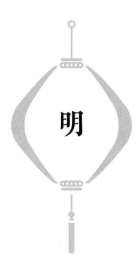

明

明代，出现了中国历史上最大的方剂书

很多以"野菜"为主角的药膳专著问世

很多前人的名著、名方被修订、增补

明代，出现了中国历史上最大的方剂书——《普济方》。它载方竟达61739首，由明太祖第五子周定王朱橚主持，教授滕硕、长史刘醇等人执笔汇编而成，刊于1406年，初刻本已散佚。内容包括总论、脏腑身形、伤寒杂病、外科、妇科、儿科、针灸等。书中记载了许多疾病的治法，如汤药、按摩、针灸等。

《普济方》是一本十分实用的方书。它在所列的每一病证之下列了一些方子，学者或者医生只要依病查方，再在各个方子之间选择一下就可以了。而这本书也成为十分宝贵的医学文献资料。

明初中原地区连年灾荒，民众食不果腹，无奈以野菜充饥，误食中毒者屡见不鲜。朱橚刻意研究野生植物，还亲自带人跑遍封国境内的"山野平地"，"咨访野老田夫"。最后，朱橚把可供灾荒时食用的414种植物的资料编辑成册，还特地请画师把植物的叶、花、果、枝干绘成图，附在每种植物介绍后面，这就是著名的《救荒本草》。

三十、绿　豆　粥
主治夏季暑热

当时,以"救荒""野菜"为主题的著作还有不少,比如王磐撰《野菜谱》,又名《救荒野谱》,收载 60 种可食植物,后由姚可成增辑为 120 种。鲍山撰《荒野博录》3 卷,收 435 种,解释了各种植物的性味,对食养选料具有指导作用。救荒野草类著作的出现,成为明代药膳发展史上的一个鲜明特点。

绿豆粥,就是当时老百姓救急度荒的好物,初载于《普济方》中,当然现代人只将它当作日常食物了,实际上绿豆粥的养生保健作用也不可小觑。《普济方》所载之方,绿豆味甘性寒,清热解暑、解毒;粳米性平,健脾益气和胃;以冰糖调味,适用于暑温所致的身热多汗、烦躁口渴、精神不振等症,也可用于热毒炽盛所致的疮痈肿毒,或夏季预防中暑。

现代人吃多了油腻或烧烤类的食物,偶尔煮点绿豆粥养胃,也是一个很好的选择。

来自《普济方》的绿豆粥

绿豆 25 g,粳米 100 g,冰糖适量

绿豆、粳米淘净,放入砂锅,加水适量,大火烧开,改用小火煮至豆米酥烂,将冰糖加入,搅拌均匀即成。早晚 2 次食用。

现代也可用电饭煲直接煮粥。

一百天学中医　经典里的传世药膳

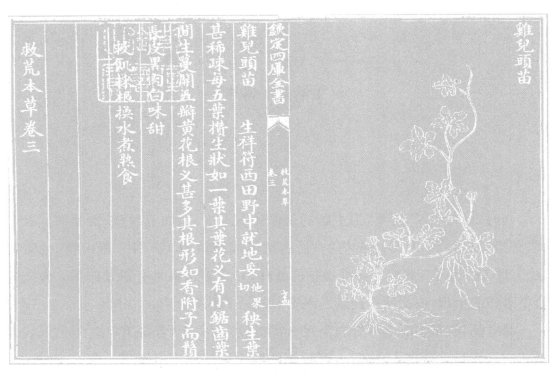

以野菜为主题的《救荒本草》

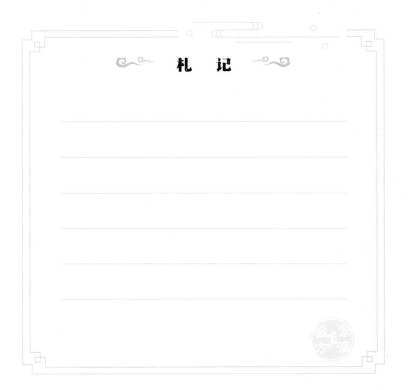

札　记

三十一、八珍糕

主治老人小儿食欲不振

《外科正宗》系由明代陈实功编著的一本外科专著，成书于 1617 年。全书共四卷。书中绘有插图三十余帧，描述各种重要疮肿的部位和形状，最后又介绍了炼取诸药法。在中医外科书中，本书向以"列症最详，论治最精"见称，因而备受后世推崇。陈氏创造和记叙了当时多种外科先进技术，如截肢、鼻息肉摘除、气管缝合、咽喉部异物剔除术，以及用枯痔散、枯痔钉、挂线法治疗痔屡等方法。

书中所载八珍糕，原为脾虚体弱、外伤或手术后伤口久不愈合的人所创制。选用药食同源的食物，治疗脾虚所致的腹泻、食少便溏之症，现代已成为深受欢迎的保健零食。

方中人参甘温，补脾气，益五脏；山药甘平和缓，固涩脾气，久服轻身延年；芡实甘平而涩，健脾止泻、益肾固精，和山药配伍，补中有涩，相辅相成；茯苓甘淡，利水渗湿；莲子肉甘涩，补脾止泻，和健脾温中的糯米、粳米蒸食做糕，香甜可口。本方亦食亦药，涩肠止泻、健脾祛湿、补肾固精，更是一种老少咸宜的糕点，适用于病后或老人、小儿体虚见神疲乏力、饮食无味、便溏腹泻等症。

清代也有八珍糕，以党参代替人参，增加薏苡仁、白术，增强了健脾燥湿作用。现代江南一带也做八珍糕，常去掉人参，强调健脾止泻作用，还推出符合现代人口味的芝麻、紫米、水果等新品种。家里有老人、小孩消化不良、挑食或进食油腻食品后容易出现腹泻现象的，都可以选用这道药膳糕点，以调摄体质，改善脾虚不固的现象。

来自《外科正宗》的八珍糕

　　人参150g,山药180g,芡实180g,茯苓180g,莲子肉180g,糯米1000g,粳米1000g,白糖500g,蜂蜜200g

　　将人参等药物分别研为细末,糯米、粳米磨制成粉,放入盆里。加蜂蜜、白糖混匀,加水适量煨化,与粉料相拌和匀,摊铺蒸笼内压紧蒸糕。糕熟切块,火上烘干,放入瓷器贮存。早晚空腹各食30g。

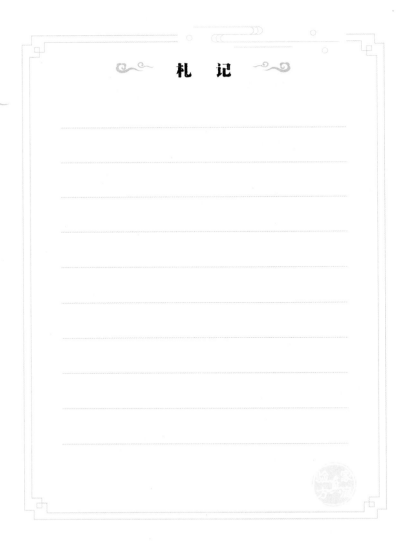

札　记

三十二、凉拌菠菜

主治口干便结

嘉靖三十一年（1552年）至万历六年（1578年），李时珍历时27年、三易其稿，著成集中国16世纪前本草学大成的中医典籍《本草纲目》。该典籍于明代万历六年（1578年）定稿，万历二十四年（1596年）在南京正式刊行。共有五十二卷，载有药物1892种，其中植物1195种，增收新药374种，收集医方11096个，约190万字，书前附药物形态图1100余幅，分为16部、60类。该著作对世界医药学、植物学、动物学、矿物学、化学的发展也产生了深远的影响，首创的按药物自然属性逐级分类的纲目体系，是现代生物分类学的重要方法之一。

《本草纲目》列举《神农本草经》《名医别录》《雷公炮炙论》《唐本草》等41种本草著作，并加简要评价，基本反映出明代以前本草学发展概况；在唐慎微《经史证类备急本草》基础上，进行大量整理、补充，并载述李氏发明与学术见解。又首次载入民间和外用药374种，如三七、半边莲、醉鱼草、大风子等，并附方11096首。后世称之为"古代中国百科全书"。

李时珍在书中收录了大量的药物的食治功能，可谓集历代药膳食品大全。《本草纲目》中的药膳，有些只有几味药物组成，并未注明剂量和用法，但一般会写适应症状。今天，我们可以从这些方药适应的症状推测出当时可能使用的情况，再结合现代临床用药和用膳的原则，完善这些药膳的食用和制作方法。从古方中发现古人的食治方法，今人在食用或制作这道药膳时，可以遥想一下，当年古人是否也和今人一样的手法呢？

凉拌菠菜是《本草纲目》中用法用量比较清楚的一款药膳。方中菠菜味甘性凉，质滑，能养血润燥、滑肠通便，减轻大便燥结导致的腹胀；鸡内金消食，米汤和胃润燥，促进肠道蠕动。全方养血平肝润燥，适用于肝血亏虚所致口渴、腹胀，大便燥结等症。

现代认为，菠菜根富含微量元素铁，可改善缺铁性贫血症状；也可用于糖尿病病人阴虚便秘、腹胀、消化不良；对血虚便秘也有很好的食治作用。菠菜中含草酸成分较高，易患结石者需焯水后食用。

来自《本草纲目》的凉拌菠菜

菠菜 250 g，鸡内金 15 g，米汤适量

菠菜洗净，沸水中焯水后，去涩味，沥干水分；鸡内金碾细末，和菠菜拌匀，加调味料调和口味，加米汤适量拌食。

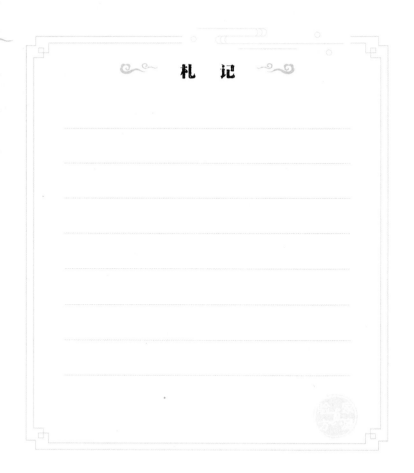

札　记

三十三、七宝美髯蛋

主治须发早白、脱发

我们说三千烦恼丝，虽有调侃之意，但也是希望保持头发浓密、体魄强健。七宝美髯丹原是明嘉靖年间，积善堂邵应节真人所制，李时珍将其收录于《本草纲目》中，改用制法为药膳，采用民间制作茶叶蛋的方法。方中何首乌、牛膝、补骨脂、菟丝子温肾补精，强壮筋骨；当归养血和血；枸杞子补益肝肾，益精血；茯苓健脾利水；茴香、肉桂性温通络、温通血脉，又可调味；茶叶矫味，又能调和药物药味；鸡蛋为血肉有情之品。全方益肝肾、乌须发、壮筋骨，适用于肝肾不足所致白发、脱发、不育、腰膝酸软等症。

男性由于激素水平的影响，多有脱发和秃顶的烦恼，现在年轻人也常因压力大而出现脱发。女性产后由于情志不畅、出血量多或者高龄生产，可出现肝肾精亏所致的发际线后移或大量掉头发现象。此时都可以用七宝美髯蛋来缓解烦恼。

原方中的何首乌是传统乌发药物，但民间有很多人使用生首乌或未经正规炮制的首乌，出现急性肝肾功能损伤。因此我们主张不再将其放入药膳中食用。

来自《本草纲目》(去原方中的何首乌)的七宝美髯蛋

白茯苓 60 g,怀牛膝 30 g,当归 30 g,枸杞子 30 g,菟丝子 30 g,补骨脂 40 g,生鸡蛋 10 g,大茴香 6 g,肉桂 6 g,茶叶 3 g,葱、姜、食盐、白糖、酱油各适量

将上述所有材料一起放入砂锅,加水适量,大火煮开后,改小火慢煮。待鸡蛋熟后,取出鸡蛋,将蛋壳敲碎,再放回锅内小火煮 20 分钟左右,使其入味。早晚各食用鸡蛋一个。

含药物的卤水可重复煮鸡蛋 2～3 次,每次加入生鸡蛋 10 个,根据咸淡适当增加调味料即可。

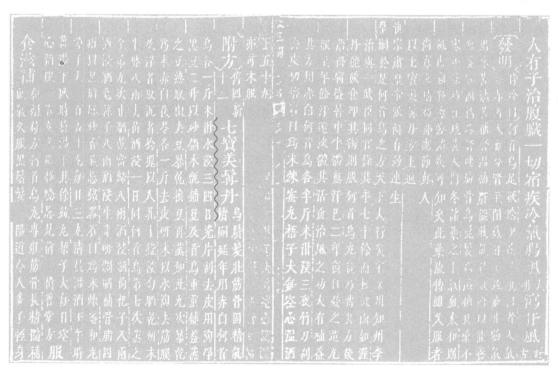

七宝美髯蛋来自丹剂名方——七宝美髯丹

三十四、薏苡仁粥

主治脾虚泄泻

薏苡仁,也称米仁,或者薏米,为药食两用之物,家庭常作为杂粮食用,平时也可做粥、米饭、糕点食用,一般家庭都选择煮粥。因其口感较硬,需要浸泡后煮粥,才会有软糯弹性的口感。

《本草纲目》所载薏苡仁粥利水渗湿、健脾和胃,适用于脾虚湿盛所致的水肿、泄泻、小便不利等症,亦可用于湿痹、肺痈、肠痈等辅助治疗。方中薏苡仁性味甘淡、利水渗湿,作用和缓,淡渗清补,药食两用;粳米甘平,健脾益胃,可作为家庭常用的膳食粥。

薏苡仁可以和粳米配伍煮粥,也可以加白扁豆、茯苓等一起煮粥,均是偏于健脾利水为主的作用。现代研究,薏苡仁还可用于预防糖尿病和高脂血症。

来自《本草纲目》的薏苡仁粥

薏苡仁 60 g,粳米 60 g,食盐 5 g,味精 2 g,香油 3 g

薏苡仁洗净,浸泡一小时左右,粳米洗净,一起放入锅内,加适量水煮粥,粥熟后调入食盐、味精、香油即可。温热食之,日服 2 次。

三十五、百 合 粥

主治痰中带血、失眠

百合作为药食两用的食材,经常做汤羹或做炒菜来用。我国甘肃天水的卷丹百合,其鳞茎的鳞叶肉质肥厚,味甘,炒食、煮粥或蒸熟食用,味道更佳;江南宜兴的细叶百合鳞茎较薄而长,鳞茎表面有一层薄衣,微苦,能祛暑热,更适合夏天煮绿豆汤。另外,百合富含钾元素,能改善因小便增多而出现缺钾的现象;其富含的水解秋水仙碱也有滋养安神作用。

本方中百合味甘性微寒,质润,能润肺止咳、清心安神,常用来治疗虚烦不宁、低热不退、久咳久喘等症;糯米甘温,益气补虚、温中除烦渴,可用于各种慢性虚证及热病伤津。全方宁心安神、润肺止咳,适用于肺阴虚所致咳嗽、痰中带血、热病后期余热未清见心神恍惚、失眠等,也可用于老年人的日常养生保健。

来自《本草纲目》的百合粥

鲜百合 30 g(干品 20 g),糯米 50 g,冰糖适量

新鲜百合剥开,洗净,糯米淘洗干净,放入砂锅。加入适量水煮粥,加入冰糖调味,温热服。

一百天学中医 经典里的传世药膳

三十六、小麦红枣粥
主治失眠、盗汗

《本草纲目》里有一首小麦红枣粥，是从《金匮要略》中的甘麦大枣汤化裁出来的，去掉了甘温易生湿的甘草，加入养血安神的龙眼肉、补中益气的粳米，更能体现养心安神作用。方中的小麦又称淮小麦，性平味甘，有养心安神、除烦止渴、健脾止泻、敛汗等作用；大枣、龙眼肉甘温，益气补血、安心神；粳米补中气、健脾胃，一起煮粥后味道甘甜，老少皆宜，既可做点心，又可做主食。

李时珍遍访各地名医和采集各地草药，对药物的性味和归经做了大量的研究，亲身试验了很多种药物，并记录下不同的副作用。因此，他记载的食疗方大部分口味符合大众需求，且很安全。

本粥品养心安神、补中益气，适用于气阴不足所致心悸怔忡不安、虚烦失眠、自汗盗汗、胃肠易激综合征、轻度焦虑等。现在也可用于经常熬夜加班，血虚所致失眠健忘之人。

名方今用

来自《本草纲目》的小麦红枣粥

小麦 50 g，粳米 100 g，龙眼肉 15 g，红枣 5 枚，白糖 20 g

小麦、粳米淘洗干净，放入砂锅。加水适量，小火慢煮至麦熟。加入大枣、龙眼肉，再煮沸后加入白糖，即可食用。

三十七、五 加 皮 酒

主治风湿痹痛

用五加皮治风湿痹痛，历来都有记录，也有提到将其酿酒饮用。北方寒冷气候下，人们常见关节痹痛，遇寒加重，需要温通血脉的食物或药物来预防病症的加重。《本草纲目》里就记载了祛风湿、补肝肾、除痹痛的五加皮酒。

方中五加皮性温味辛苦，微甘，能治风湿痹痛、壮筋骨、补肝肾，对风湿痹痛、肝肾两亏尤为适宜；配伍当归补血活血、温经止痛，牛膝补益肝肾、强壮筋骨、活血利水；糯米甘温，补脾健中，做甜酒，使药物作用周行全身关节，通行血脉止痛，且只要会饮酒者皆可饮服糯米酒。全方适用于肝肾亏虚、风寒湿邪侵犯腰膝所致四肢麻木、筋骨酸痛、腰膝无力等症，也可用于慢性风湿性关节炎、腰膝劳损，以及久居寒冷湿地，年老体虚伴关节酸痛，遇寒加重之人。

五加皮酿酒，建议选用南五加皮，能祛风湿、补肝肾、止痹痛，且久服无副作用。北五加皮有小毒，只可配伍在药物中使用，不可当药膳长期服用。

名方今用

来自《本草纲目》的五加皮酒

五加皮 60 g，当归、牛膝各 60 g，糯米 1000 g，甜酒曲适量

将五加皮洗净、刮去骨，与当归、牛膝同放入砂锅内煎煮 40 分钟，去渣取汁。将药汁、糯米、酒曲混匀酿酒，春夏 7～10 天，秋冬 10～15 天酿成。每次饮用 10～30 ml，每日早晚各服用 1 次。

三十八、姜糖苏叶饮
主治感冒寒证

李时珍《本草纲目》的分部方式，经常被后人所沿袭，倪朱谟纂于天启四年（1624 年）的《本草汇言》即是这样的著作。该书共二十卷，由其子倪洙龙刊行于明末清初，汇集了历代本草书四十余种，还汇集了采访 148 名明代医药家所得的药论或方剂。前十九卷为各论，共收集药物 581 种，分草、木、服器、金、石、谷、果、虫、禽、兽、鳞、介、人等 14 部，与《本草纲目》的排列次序有所不同。

《本草汇言》最大的价值是记载了明代后期浙江一带上百名医药家的药物论说，同时还摘录了大量的明代医方资料。《浙江通志》称赞说"世谓李（时珍）之《本草纲目》得其详，此《本草汇言》得其要，可并垾云"。

近三年疫情反复，发于冬春季节、可见风寒表证的外感症状者，可选用《本草汇言》中的姜糖苏叶饮这道药茶预防病情反复，也可作为预防秋冬季感冒的茶饮。

方中紫苏叶辛温，发散表寒、宣通肺气，因其气味芳香，可辟秽化浊，缓解感冒导致的胃肠不舒；生姜辛温助紫苏叶发散表寒，红糖甘温，温中散寒，缓解辛辣之味。全方发汗解表、驱寒健胃，适用于风寒感冒，症见恶寒发热、头身痛，或伴有恶心呕吐、胃痛腹胀的胃肠型感冒。也可作为外感病流行期间的预防药茶，特别适合外感风寒感冒初期。

药茶预防感冒一直是中医传统的治疗方法，针对感冒初期，症状相对较轻，可选用药茶饮用。一方面可以减轻感冒早期症状，另一方面又可以为病人补充大量水分。饮用药茶可代替部分药物的治疗作用，特别适合体弱之人、老人、妇幼人群预防风寒外感，可作为家庭常备茶饮。

风热感冒，咳吐黄痰者忌服。

来自《本草汇言》的姜糖苏叶饮

生姜 3 g，紫苏叶 3 g，红糖 15 g

生姜洗净，切细丝，和紫苏叶、红糖一起放入杯中，沸水冲泡 5～10 分钟，现代也可用养生壶一起煮沸，趁热饮用，代茶饮。

札 记

三十九、蜂蜜决明茶
主治老年人便秘

明代食疗本草的著作很多，光是书名为《食物本草》的就有多种，作者历来颇有争议。如薛己著《食物本草》二卷，卢和著四卷，汪颖撰七卷，钱允治校订《东垣食物本草》等，明末姚可成在诸《食物本草》之基础上予以修订增辑，撰成《食物本草》二十二卷。

姚氏《食物本草》全书分十六部六十二类，共计 1740 余种。辑录了大量的调理、补养、食饵方面的资料，以及可供食用、救荒、治病的野菜、野草。每种食物详细地记述性味、有无毒性、产地、功效、主治病症、用法以及单验方应用，有的加有姚氏的评论或按语，是当今存世唯一完整的彩绘传本。

书中的这首蜂蜜决明茶即为常用茶饮。今天，决明子在临床上经常作为降血脂、通便、清肝明目的药物，且为药食同源的药材，炒熟后泡水饮用，有类似咖啡的香味，在食疗中经常被选用做茶饮。

方中决明子富含油脂而质润，上清肝经实火，下润大肠；蜂蜜润肠通便，滋养肠中已亏津液，是润肠通便的常用食物。全方润燥滑肠、泻热通便，适用于热病伤津所致的大便干结，数日不行，兼有肝火上炎、目赤肿痛、头晕目眩、小便短赤等症，也可用于老年人肠燥便秘伴有高血压、妇女产后便秘、习惯性便秘等。

此茶饮配料简单，只用生决明子和蜂蜜两味配伍，并说明决明子生用、打碎、后下可缓泻。生决明子的有效成分和大黄相似，因此习惯性便秘的人也不能长期食用，以免蒽醌苷大量积聚，导致结肠黏膜黑化病变（停药后，可自行恢复正常）。另老年人习惯性便秘，大多属体液亏耗，肠道津液不足，也就是我们常说的"无水行舟"，治疗上需要"增水行舟"，也就是需要补充水分，使肠道蠕动增加，促进排便。也有在此方基础上加萝卜子 10 g，一起煮茶，更适用于食积便秘的老年人。

习惯性便秘人群,除可用润肠通便药茶外,还应注意饮食上适当摄入粗纤维、适当运动,养成定时排便的习惯。

来自《食物本草》的蜂蜜决明茶

生决明子 10～30 g,蜂蜜适量

生决明子捣碎,加水 200～300 ml,煎煮 5 分钟左右,加入蜂蜜,搅拌均匀后,代茶饮。每日早晚分服。

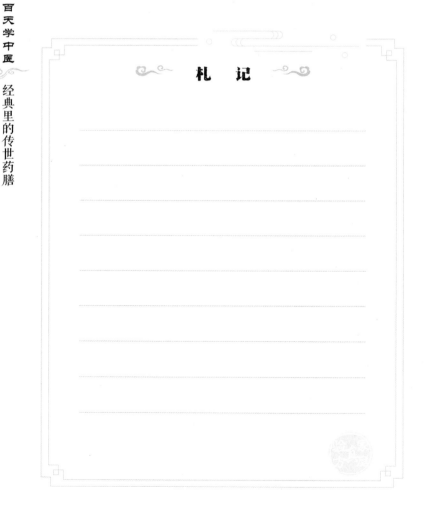

札　记

一百天学中医

经典里的传世药膳

四十、煮 料 豆

主治须发早白

传统医家往往在研习前人的基础上，根据自身临证体验或理论变化，修订或增补前人医书。宋代骆龙吉原编的《内经拾遗》，或名《内经拾遗方论》，由明代刘浴德、朱练增订，名为《增补内经拾遗方论》。该书以《内经》篇目为次序，先引病症原文，其次释方并补订其治疗方剂。刘氏等鉴于《内经》中未经收入的病症颇多，遂以病症为次序，增订方论，补充了不少有关病症的效方。比如这首煮料豆。

料豆就是黑豆。黑豆也称为肾之谷，补肾滋阴、除湿利水，也可解丹石之毒；现代认为黑豆在豆类植物中含植物蛋白最高，优质蛋白含量最佳，方中另有枸杞子、牛膝滋补肝肾、益精血，杜仲补肾、壮筋骨；生、熟地黄，当归，川芎，白芍养血和血，牡丹皮凉血活血，黄芪益气健脾，菊花养肝明目，为药中上品。本方乌须黑发、固齿明目，适用于精血不足所致白发、头晕心悸、面色萎黄、唇甲淡白。

黑豆原为大豆类的种子，以东北产量最多，可蒸煮油炸焖肉等食用，是部分地区的主食之一。煮料豆作为零食食用，口味独特，食用方便，也有一定的药用价值。肾病病人可经常以黑豆作为替代肉类的蛋白质来源，加用大量补肝益肾、益气养血的药物同煮后，药气浸透黑豆中，既作为膳食补充，也是很理想的药膳方法。

豆类不宜消化，有慢性消化不良者不宜多食。

来自《增补内经拾遗方论》的煮料豆

枸杞子 24 g，生地黄、熟地黄、当归、炒杜仲、牛膝各 12 g，菊花、甘草、川芎、陈皮、白术、白芍、牡丹皮各 3 g，黄芪 6 g，盐 18 g，黑豆 500 g

上药用纱布包好，同黑豆一起慢煮 2 小时左右。取出药包，将黑豆晒干，每天 30～50 g，当零食食用。

札 记

四十一、茴香腰花

主治肾虚腰痛

　　如前所述,动物内脏往往有较好的补益作用,古人还推崇以形补形。肾为先天之本,肾主藏精,化生精血,温肾可驱寒止痛,因此猪腰被认为是补肾佳品,这里介绍一道《证治要诀》里的茴香腰花。

　　《证治要诀》又名《秘传证治要诀》,十二卷,由明代戴元礼撰。作者以朱丹溪学说为本,集《内经》《难经》直至宋元的医学文献并诸家学术经验,参以个人的心得见解,论述多种内科杂病兼及疮疡、妇科、五官科等常见病证的证治。亦有记载部分药膳食治方,在药治同时配合食治达到强身健体目的。

　　本方以猪腰配小茴香辛热散寒止痛,两者相配,可使温肾祛寒止痛之效更佳。能温肾壮阳、祛寒止痛,适用于各种原因出现肾虚腰痛,遇寒加重,也可用于腰膝冷痛、耳鸣耳聋、小便清长、男子遗精早泄等症。

　　本方烹饪过程较繁琐,需要去除腥膻物质,同时也含有较多的脂肪,摄入量需要适当控制。

来自《证治要诀》的茴香腰花

猪腰 1 具,小茴香 6 g,卤汁适量

　　茴香放入热锅内翻炒,待干脆后粉碎成细末。将猪腰撕去筋膜洗净,用刀从侧面划一条约 3 cm 的口子;再向里扩张呈三角形,倒入茴香细末,用细绳将开口处扎紧。将锅置于中火上,倒入卤汁,调好味,放入猪腰保持微沸,煮 30 分钟左右。待猪腰完全熟透后,取出,去掉绳子;将猪腰剖两半,去掉腰臊,切片装盘即可。佐餐食用,每日一具猪腰,5～7 天为一疗程。

四十二、猪心参归汤
主治失眠、多汗

　　猪心参归汤是同样来自《证治要诀》的以形补形药膳方。

　　方中猪心味甘咸,性平,能补虚养心、安神定悸,是治疗心血不足之心悸、怔忡、自汗、不眠等症的食疗佳品;人参甘而微苦微温、党参甘平,均可益气养血生津、安神定志;当归甘辛微温、养血活血,配伍使用,增强养心血、安心神、敛汗止惊作用。本方补血益气、养心宁神敛汗,适用于心气虚,症见多汗、不眠等。

　　很多人会有失眠心悸、夜寐多梦,特别是工作压力大或者生活压力大时,思虑过度、心血暗耗,形体消瘦,精神状态差,白天没精神,晚上又睡不好,整个人就是没精打采的。选用这道安神汤,可以缓解心血不足导致的失眠症状,也可补益气血,调摄思虑过度、情绪不佳的精神状态。

　　高脂血症者慎用。

名方今用

来自《证治要诀》的猪心参归汤

猪心一具,人参、党参、当归各 30 g

　　猪心剖开,去筋膜洗净,放入砂锅中。将人参、党参、当归用纱布包好,一起放入锅内。加清水适量,大火烧开,撇去浮沫,改小火慢炖至猪心熟透即成。加入调味料,食用猪心、喝汤,一具猪心最好 2 天内吃完。

一百天学中医　经典里的传世药膳

四十三、菊 苗 粥
主治急躁易怒、头痛

明代高濂所撰《遵生八笺》是今天非常盛行的养生专著。据说他幼时患眼疾等病，因多方搜寻奇药秘方终得康复，遂博览群书，记录在案，汇成此书。书中附有万历十九年（1591 年）写的序。该书从八个方面（即八笺）讲述了通过修身养生来预防疾病、达到长寿的方法。其中"饮馔服食笺"自卷十一至卷十三，收录了 3 253 种饮食和药方及 15 种专论。此外，该书中的卷十一至卷十三和卷十二中的"野蔌类九十六种"一章还曾分别以《饮馔服食笺》和《野蔌品》为名单独出版。

以药食两用的植物嫩茎作为蔬菜食用，在明代早期就有记载。这些嫩叶既有药用价值，也可在青黄不接时替代部分蔬菜，口感也较药材更为适口。《遵生八笺》收录的菊苗粥，其中菊苗即菊花的幼嫩茎叶，性味甘微苦微寒，有疏风清热、明目、解毒消肿功效，治头风眩晕欲倒，做羹、煮粥均可。方中粳米甘平，顾护脾胃。菊苗粥做法简单，可疏风清热、平肝明目，适用于肝火上炎引起的头痛、眩晕、心烦不寐、目赤肿痛、羞明流泪等症。

大多数植物的新鲜嫩茎性味偏于苦寒，像新鲜蒲公英嫩苗、夏枯草嫩叶、香椿头、枸杞头、菊花苗等，都存在这个问题。所以在做药膳时，一要适量，二是要注意烹饪方法。可以先用沸水氽烫一下，使溶于水的生物碱含量减少，以避免对胃肠的刺激或出现肝肾损伤的影响。

来自《遵生八笺》的菊苗粥

菊花苗 30 g,粳米 100 g

鲜菊花苗洗净,拣去杂质,沸水氽烫后,切细,备用。粳米淘洗干净,放入砂锅,加水适量,熬粥。大火煮开,改小火煨至米熟烂,放入切好的菊花苗,再一起煮开一次。加入调味料,即成。趁热食用,一天 2 次。

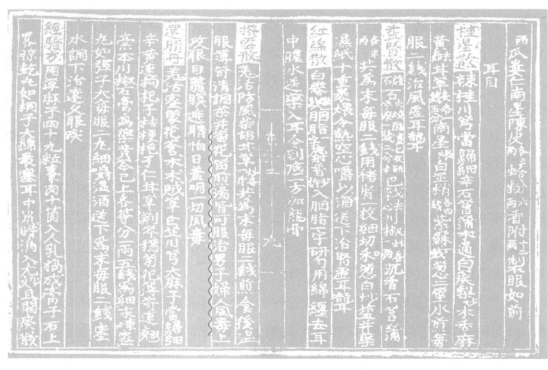

关于菊苗食治的记载

四十四、山药芡实粥
主治遗尿、带下

　　山药、芡实都是属于药食两用食物，历代均有记载。此两味味道甘平，无特殊气味，可作为食物炒菜、煮粥、做甜品、做面食等，明代龚廷贤撰著、成书于万历四十三年（1615）的《寿世保元》中，采用的是粥品。

　　《寿世保元》共十卷，与龚氏过去所著《万病回春》相为羽翼，书中收集了较多的治法与方药，包括单方、急救、外治、灸疗等，并附医案。该书中的养生保元的食疗方，包括这首山药芡实粥特别适合老年人食养食治。

　　山药芡实粥中山药性平味甘，补肾涩精，健脾养胃；芡实味甘性涩平，固肾涩精止遗、补脾止泻、除湿止带；粳米和胃益气。全方补脾益肾、除湿止带、固精止遗，适用于带下清稀量多、腰膝酸软、尿频遗尿、形体消瘦、倦怠乏力、纳少便溏、遗精多梦等症。也可用于老年人脾虚导致的胃纳欠佳、乏力纳少、便溏等。

　　山药鲜用，去皮时要注意手部皮肤防护，避免黏液刺激皮肤，导致红肿痒症状。切好的山药可以放凉水中，以避免出现氧化现象，影响菜品外观。芡实也称鸡头米，因其成熟种仁外壳形似鸡头故名，主要盛产于江南水乡，是水生植物芡的成熟种仁。每年秋天是其成熟期，苏州人有食用糖水芡实的习俗，以防老人小儿秋季腹泻。

名方今用

来自《寿世保元》的山药芡实粥

山药 50 g，芡实 50 g，粳米 50 g，香油、食盐各适量

　　山药去皮切块；芡实预先浸泡 2 小时，待其变软后，洗净备用。二者和粳米一起放入砂锅，加适量水，煮粥。待粥熟后，加入香油、食盐等调味料即成。趁热食用，美味可口，宜于久服，轻身延年。

四十五、蟠桃果

主治须发早白、遗精带下、不育不孕

古人对男子精亏不育、女子精血亏虚不孕，均强调填精益肾、滋补脾肾，来补齐亏耗的真阴。通常会选用以脏补脏的方法，大量的温肾补虚的方药配伍，也为润泽肌肤、乌发美容提供营养。中医认为发为血之余，精血充盛，才能达到养颜美容的目的。如果营养不良、精血不充，则可见须发早白、形容枯槁、不孕不育。

这首以脏补脏名方蟠桃果，收录于明代张介宾（号景岳）所撰的《景岳全书》。该书成于景岳晚年，在其殁后刊行。张景岳择取诸家精要，研精医理，剖析毫芒，操术明审。主张补真阴之阳，认为善补阴者必于阳中求阴，善补阳者必于阴中求阳，创立左归、右归等法。治法以温补为宗旨，创制新方八阵，详述其自创186首新方，制方通灵活变，有规可循。立论和治法颇多发挥，为后世所推崇。

方中核桃仁甘温，补肾、通血脉、乌须发，常食可使骨肉细腻有光泽、润肠通便；猪腰养精补肾，芡实健脾涩精止遗，莲子肉补脾涩精止带，大枣益气安神；熟地黄填精补肾，九蒸九制后，滋补疗效更佳，口感也更好，坚持服用，有乌发、补益作用。本方适用于精血亏虚日久的须发早白、腰膝酸软、男子遗精、女子带下等症，也可用于老年人骨质疏松，大病初愈后毛发干枯无光泽、形体消瘦等。

一百天学中医

经典里的传世药膳

来自《景岳全书》的蟠桃果

猪腰 2 只,芡实 60 g,莲子肉(去芯)60 g,大枣肉 30 g,熟地黄 30 g,胡桃肉 60 g,大茴香 10 g

猪腰洗净去筋膜,大茴香为粗末,掺入猪腰内,腌制 10～20 分钟。腌好的猪腰和莲子、芡实、大枣、熟地黄、胡桃肉一起放入锅内,加适量水,大火煮开,改小火慢炖。煮至猪腰烂熟,捞出熟地黄,加盐及调味料,趁热连汤一起食用,连用 7 日为一疗程。

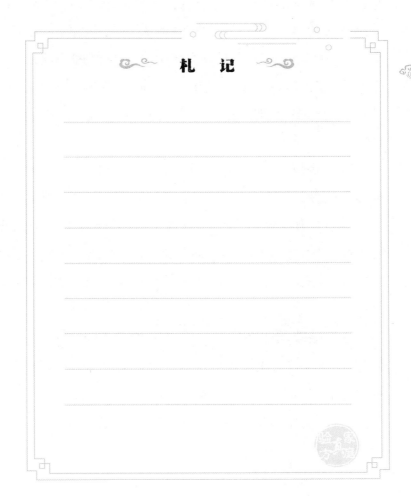

札 记

四十六、杏 仁 饼

主治咳嗽带血

元代著名医学家朱震亨是婺州义乌（今浙江金华义乌）人，因其故居有条美丽的小溪，名"丹溪"，学者遂尊之为"丹溪翁"或"丹溪先生"。明代卢和根据世传题名朱震亨撰的各种医著予以删正裁取编成《丹溪先生医书纂要》。全书收载以内科杂病为主，兼及外感、外伤、妇人小儿等病证共七十八门，论述简要，方治详备，并附医案。朱丹溪擅于治疗阴虚火旺的病症，提出阳常有余、阴常不足的治疗理论，在传世的方药或食治中，提倡常养其阴，则阴与阳齐，人体才能达到阴阳平衡。卢氏根据丹溪先生医案及临证心得，选用杏仁饼治疗肝火犯肺的咳嗽病症。

杏仁饼以杏仁和柿饼制成，佐以青黛。方中杏仁微苦，能降肺气，同时还可润肠通便；青黛清肝火，泄肺热，凉血止血；柿饼味甘性平，润肺化痰、止咳平喘。三者配伍，清肝、润肺、平喘同用，是治疗肝火犯肺的首选药食。适用于肝火犯肺、肺气上逆的喘咳，症见咳喘阵作、咳引胁痛、痰中带血而量少难咯、面红目赤、口苦咽干、便秘、小便黄赤等。也可用于哮喘发作时，痰黄稠难咯之症。

慢性咳喘往往多见肺气不宣，动则气急，一旦感受风寒外邪，入里化热，肝火偏甚，出现痰中带血、痰稠难咯、便秘、面红目赤等表现。治疗上需清肝火，又不能太过苦寒而损伤肺。选用柿子晒干后的柿饼，不寒不燥，润肺止咳；苦杏仁降气平喘，对老年人来说不失为药食两用的食治法。

一百天学中医

经典里的传世药膳

来自《丹溪先生医书纂要》的杏仁饼

杏仁 10 g,柿饼 10 g,青黛 10 g

杏仁去皮尖,炒至微黄,研为泥状,调入青黛做饼。另将柿饼对半剖开,包入杏仁泥饼,用湿纸包裹,煨熟。分 2 次,早晚食之。青黛多用在散剂,治疗口腔咽喉黏膜病症,小剂量可以服食。本方再以烤熟法,有创新之处。

札 记

明 四十六、杏 仁 饼

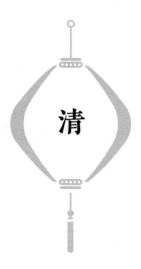

清

清代，更多有特色的药膳专著问世

文人创作的有趣的烹饪著作对后世影响深远

集中民间智慧的经验方书大量流传

　　至清代，药膳得到进一步的发展与应用，诸多各具特色的药膳专著相继问世。1691 年沈李龙编《食物本草会纂》八卷，载药 220 种，采辑《本草纲目》及有关食疗本草著作，并在所附记载中记录救荒方、食物宜忌、食物调摄等内容。章穆撰《调疾饮食辨》六卷，将《本草纲目》所载食物详细考证。文晟撰《本草饮食谱》一卷，收载食物种类 200 种，分十类。王士雄撰《随息居饮食谱》一卷，重视食养，收载很多药膳方。袁枚《随园食单》、费伯雄《食养疗法》各有特点，黄鹄的《粥谱》也是药粥集大成者。

四十七、黄芪蒸鸡

主治内脏下垂

　　《随园食单》是一本非常有趣的烹饪著作,共一卷,作者为清代文学家袁枚。袁枚身为乾隆时期才子、诗坛盟主,一生著述颇丰。作为一位美食家,他本人并不会厨艺,所著的《随园食单》是其四十年美食实践的产物。该书以文言随笔的形式,细腻地描摹了乾隆年间江浙地区的饮食状况与烹饪技术,用大量的篇幅详细记述了中国十四世纪至十八世纪流行的 326 种南北菜肴饭点,也介绍了当时的美酒名茶,是一部非常重要的中国饮食名著。

　　《随园食单》文字简单清爽,人人都可照着去做。有趣的是,作者还将某菜做法、出自何人何家大都写了出来,实在是一本美食家的必读之书。

　　书中的黄芪蒸鸡是一道家常药膳,制作简单,对于气虚体弱之人最易。方中黄芪性味甘温,补气升阳、益卫固表、利水消肿,对中焦气虚、中气不足的病症,有较好的补益作用。同时黄芪固表止汗力佳,对虚人外感常有明显疗效。鸡肉为填精温补佳品,营养丰富,滋味鲜美,与黄芪相配,化生气血益力气更佳。本方可增强体质,预防感冒,也适用于脾气亏虚、清阳下陷所致食少、倦怠乏力、气虚自汗、气虚眩晕、易患感冒,及中气下陷引起的久泻、脱肛、内脏下垂等症。

　　尤其是体质偏弱之人,长期有内脏下垂、饮食不消化或者营养不良的人,选用这道制作简单、来源方便的药膳,可促进病后恢复。

来自《随园食单》的黄芪蒸鸡

清汤 500 ml,胡椒粉 2 g,嫩母鸡 1 只(1000 g 左右),黄芪 30 g,食盐 1.5 g,黄酒 15 ml,葱、姜各 10 g

母鸡宰杀后去毛,剖开,去内脏,洗净。入沸水锅内焯至鸡皮伸展,捞出用清水冲洗,沥干待用。黄芪洗净,趁湿润斜切成 2 mm 厚的长片,塞入鸡腹。把鸡放入砂锅,加入葱、姜、黄酒、清汤、精盐,用湿绵纸封口,上笼用大火蒸。水沸后蒸 1.5～2 小时,至鸡肉熟烂。出笼后,去黄芪,再加入胡椒粉调味,空腹食用。

各种经典中黄芪蒸鸡的做法各有千秋

四十八、虫草炖老鸭

主治久咳痰血

《本草纲目》刊行近两百年后，清代中医学者、本草学家赵学敏编著成了《本草纲目拾遗》一书。该书成于乾隆三十年（1765 年），以拾《本草纲目》之遗为目的，共十卷，载药 921 种，其中《本草纲目》未收载的有 716 种，包含了不少民间药材，如冬虫夏草、鸦胆子、太子参等，以及一些外来药品，如金鸡纳（喹啉）、日精油、香草、臭草等。本书除补《本草纲目》之遗以外，又对《本草纲目》所载药物备而不详的，加以补充，错误处给予订正。赵学敏编写《本草纲目拾遗》所引据的医药书达 282 家，引据的经史百家书目也达 343 家，包括当时罕见的抄本和珍秘本，如汪连仕的《采药书》、李草秘的《海药秘录》、赵楷的《百草镜》、王安卿的《采药志》等。

今天风行的名膳虫草炖老鸭即出自赵学敏的《本草纲目拾遗》。虫草即冬虫夏草，在明清时期并不属于贵重药材，只是民间草药，但滋味鲜美，特别是炖汤后温肾补虚功效明显。到现代，虫草才被大众热炒，导致物以稀为贵。

本方中虫草味甘性温，益精气，温肾补肺，对阳虚精亏有较好的补益作用。现代医学也发现，虫草菌丝具有抗病毒、抗肿瘤、促进血细胞再生作用，对虚劳型喘咳也有明显疗效。老雄鸭滋阴补肾，富含蛋白质，低脂肪，两者相配，补肾助阳、养肺益精。适用于肺肾亏虚日久的久咳虚喘、劳嗽痰血，尤其是慢性结核病痰中带血之症，或病后体虚、形体消瘦、腰膝酸痛、阳痿遗精等，也可用于肿瘤术后血细胞低下、放化疗后体力恢复等。

冬虫夏草作为名贵中药材，现在产量少、品质不能保障，做药膳食疗时经常用虫草花代替。人工培育的虫草花有新鲜的，也有干品，属于菌核类食品，药理研究表明其菌丝有和天然虫草菌丝有相似作用，可提高免疫功能、增强体质。

来自《本草纲目拾遗》的虫草炖老鸭

冬虫夏草 5 根，老雄鸭 1 只（1 000 g 左右），葱、姜、黄酒、胡椒、食盐、酱油各适量

鸭子去内脏，洗净，剖开鸭腹，将虫草洗净后塞入腹中，用线扎好。加入清汤、葱、姜、料酒、酱油于砂锅中，大火煮开，改小火慢炖 1～2 小时，炖煮鸭肉熟烂后，加调味料调味即成。吃肉喝汤，7 天为一疗程。

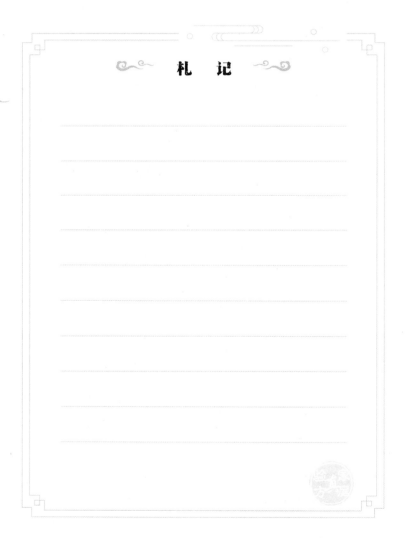

札 记

四十九、玫 瑰 茶
主治胃痛

　　玫瑰花的种植在我国有较长的历史,据史书记载汉代即有种植,当时就有玫瑰花茶,元代也有用玫瑰花烤羊心等应用于药膳食治。

　　玫瑰花甘辛微温,气味芳香,功能理气开郁、活血行血,可单品做茶饮。《本草纲目拾遗》里的玫瑰茶还配伍了月季花和红茶。月季花功能类似玫瑰花,行气活血;红茶甘温微苦,温中散寒止痛。这首玫瑰茶气味芳香,口感怡人,能理气活血、疏肝和胃,适用于肝郁气滞的胃脘疼痛及两侧胁肋胀痛等症,也可用于肝郁所致的经行前小腹胀痛等。

　　用作茶饮的玫瑰花,一般可选甘肃天水的苦水玫瑰、新疆和田玫瑰、山东平阴玫瑰、云南金边玫瑰。这4种玫瑰花选用花蕾泡水,所含的玫瑰精油和烯醇类物质较高,有较好的行气止痛功效。玫瑰性偏温,月季花和玫瑰功效相似,秋冬季可加红茶,增强温胃作用;春夏季也可用绿茶或乌龙茶,缓解过于温燥之性。

来自《本草纲目拾遗》的玫瑰茶

玫瑰花6g,月季花6g,红茶3g

玫瑰花、月季花、红茶一起加入杯中,冲入沸水,代茶饮。

五十、苎 麻 根 酒
主治跌打损伤

一百天学中医　经典里的传世药膳

本草学家赵学敏之弟赵楷，又名学楷，早年也致力医学。其锐意研究，凡临证，多应手奏效，曾著有《百草镜》《救生苦海》等著作，惜未传世。书未传世，不代表其中的方药没有传世，有些方子被收录于其他方书中，或早期被病家流传于世。比如这首苎麻根酒。

一般孕妇都禁用药酒，而本方清热凉血、止血散瘀，适用于跌扑损伤所致的瘀血、疼痛等症，孕妇也适用。苎麻根甘寒无毒，有清热解毒、止血散瘀、安胎功效，可用于各种热证出血、女子胎漏下血病症。将苎麻根泡酒饮用，既可凉血止血散瘀，又可使药性运行全身，减轻跌打外伤引起的瘀血疼痛。特别是孕妇外伤见瘀血或胎漏不止者，可用这道药酒，凉血安胎，中病即止。

一般外伤时可内服这款药酒，孕妇使用时建议以外用为主。胎漏明显的，可内服止血，血止即停服。

来自《百草镜》的苎麻根酒

苎麻根 30 g，白酒 1.5 L

苎麻根洗净切碎，放入瓶中，加入白酒，密封瓶口，避光贮藏半月左右，即成。每次服用 15 ml，一天 2 次。

五十一、八　宝　饭
主治食少、便溏、乏力

药膳疗法备受推崇,除专著外,药膳方可散见于各种医书,连脉诊书中也有记载。肇权(秉钧)撰于乾隆十四年(1749年)的《方氏脉症正宗》,又名《医学正宗》,共四卷。卷一以述脉法为主。卷二至四分述内、外、妇、儿各科多种疾病的脉、因、证、治,并附以验案。每证分析透彻,用药合理。卷末载常用药药性及经穴述要,其中也收录食治的药膳方,今天家喻户晓的八宝饭就名列其中。

八宝饭里,党参、白术、茯苓为益气健脾方"四君子汤"化裁而来,健脾益气,调理脾胃;山药、莲子、芡实、白扁豆、薏苡仁均为药食同源的健脾食品,糯米温阳脾气,制成主食食用,使脾气健运,气血化生有源,常食常用,有延年益寿之效。适用于脾虚体弱所致的食少便溏、倦怠乏力等症,也可用于先天禀赋不足、形体消瘦、体弱易外感等的调理。

老年人养生保健,除温肾补虚外,常常要注意补益脾胃的方法,不论是运动健身,还是食物保健养生,都应注重后天脾胃的健运。只有脾胃功能正常,才能做到吃得下、能消化、睡得好,才能健康长寿。所以老年人的饮食中可适当选用健脾的豆类或者种仁类杂豆、杂粮作为主食,但制作方法可多样化,以避免杂粮不易消化或口感偏差的缺点。

糯米偏温性,黏滞不易消化,一次不要多食。

来自《方氏脉症正宗》的八宝饭

芡实、山药、莲子、茯苓、党参、白术、薏苡仁、白扁豆各6g，糯米150g，冰糖适量

党参、白术、茯苓加适量水煎煮取汁，糯米淘洗干净，将芡实、山药、莲子、薏苡仁、白扁豆打成粗末，与糯米混合，加入煎好的药汁、冰糖，上笼屉蒸熟。也可直接加水蒸熟。替代主食食用。

一百天学中医　经典里的传世药膳

补益脾胃的八宝饭

五十二、橘　茹　饮

主治热病呃逆呕吐

　　清乾隆四年,由太医吴谦负责编修了一部医学教科书,名为《医宗金鉴》,这个书名也是由乾隆皇帝钦定的。《医宗金鉴》被《四库全书》收入,在《四库全书总目提要》中对《医宗金鉴》有很高的评价。吴谦等经三年时间完成,共九十卷,十五个分册。该书特点:图、说、方、论俱备,歌诀助诵。细读有着十分明显的时代性,适应18世纪中国疾病谱。例如:公元17~18世纪,天花危害甚大,太医院压力更大。因此,太医院在分科设置上将痘疹作为一科从幼科中分出来,在《医宗金鉴》中也单独成册,特别还将《种痘心法》作为一卷与幼科心法并列,可见对天花一病的专门研究与防治得到了高度重视。后由于接种人痘的推广与普及,天花危害明显降低,太医院又将痘疹一科合并回幼科。温病后期,常有津液亏耗的现象,《医宗金鉴》中就收有药茶方,调理恢复期的症状。

　　这首药茶方中竹茹味甘性微寒,清热和胃、降逆除烦止呕;橘皮性微温微苦,理气和胃、芳香醒脾;生姜辛温,降逆止呕作用最佳,为呕家圣药;柿饼性平,润肺化痰止呕,可清热生津。本方清热益胃、降逆止呕,适用于胃热胃气上逆,见呃逆、呕吐、反酸、口干、口渴等症,临床常用于急性胃肠炎、传染性疾病恢复期见口干口渴、舌红少苔之时。

　　胃气上逆,时有呕呃,常分胃虚有热或胃虚有寒,但不论寒热,均会用到生姜止呕降胃气,可见姜对止呕逆的作用并不因寒热有不同。只是热证配伍清热生津的竹茹、芦根等,寒证配伍丁香、柿蒂等温胃药,可根据具体情况选择。本药茶也可用于妊娠呕吐的现象。

来自《医宗金鉴》的橘茹饮

橘皮 30 g,竹茹 30 g,柿饼 30 g,生姜 3 g,白糖适量

将上述诸药一起放入锅内,加适量水,煎煮后代茶饮。

札 记

五十三、白果乌鸡汤
主治白带量多

《经验方》是清代元福辑撰著的一部方书类中医著作,成书于清乾隆四十二年(1777年),全书共四卷。对内、外、妇、儿临证各科经验效方均一一收载。全书共收集验方、有效方190余首,所录治法方药均为民间流传或名医所授的有效治法良方,对临床很有启发,而"危急门"(中医急救类)中许多方法颇为切合实用。书中所收集的药膳方也为民间流传的有效食疗方,像白果乌鸡汤即是治疗脾虚带下量多的常用药膳方。

方中白果性平味甘苦涩,有缩尿止带、敛肺止咳功效;莲子肉味甘而涩,健脾益气、固涩敛精;薏苡仁甘淡利水渗湿;白扁豆甘香微温,健脾祛湿止泻;怀山药味甘性平,健脾气涩精止遗。四物合用,均为药食同源之品,能益气健脾、收敛固涩,疗虚劳内损,对脾虚不能固摄、湿浊带下量多有明显补益作用。乌骨鸡温补气血,填精补肾,使整个药膳不温不燥,有治疗和预防双重功效。

本方适用于脾虚带下量多、色白清稀如涕、腰膝酸软、乏力、纳少便溏等症,也可用于男子遗精滑泄、夜寐多梦等症。

女性带下量多伴腰膝酸软、乏力倦怠、便溏的表现,除确有炎症感染的,大多属于中焦脾虚不能运化水湿,加上多思多虑,使脾的固摄作用减弱。选用药食同源的白果、莲子肉、薏苡仁、白扁豆、山药等食材,既可健脾,又能利下焦湿浊。白果需煮透食用,因其含有氢氰酸成分,小儿不宜多食,成人也要注意摄入量。

来自《经验方》的白果乌鸡汤

白果 15 g,莲子肉 15 g,薏苡仁 15 g,白扁豆 15 g,怀山药 15 g,胡椒粉 3 g,乌骨鸡 1 只(1000 g 左右),食盐、黄酒适量

将乌骨鸡宰杀后,去毛去内脏洗净,剁去头不用。将白果、莲子肉、薏苡仁、白扁豆、山药洗净,浸泡去皮后,纳入鸡腹中,用麻线缝合。将鸡放入砂锅,加入料酒、葱、姜,大火烧开,改小火慢炖 2 小时左右。鸡肉熟烂,加入调味料即成。每周 1～2 次,空腹食用。

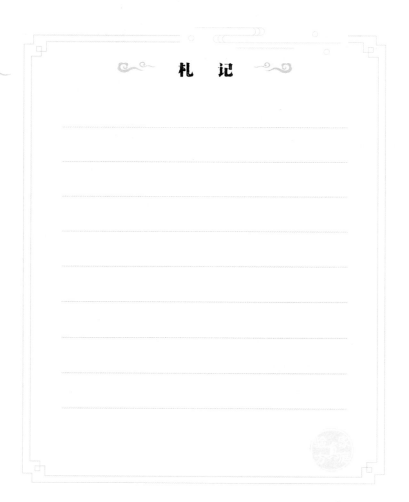

札 记

五十四、五 神 汤
主治外感风寒

前面说五十三首白果乌鸡汤时,我们介绍过一本名为《经验方》的方书,为清代元福辑撰著。现在要说的《惠直堂经验方》,同样又名《经验方》,或名《太医院经验神方》。《惠直堂经验方》由陶承熹、王承勋辑,刊于1759年。本书汇辑临床各科的有效成方与民间单方。卷一、卷二为通治、补虚、种子、伤寒等内科杂病、五官科病证验方;卷三为痈疽疔疮等外科验方;卷四为妇科、儿科验方,膏药成方以及若干成药并制法,急救、救荒、怪症方等。

治疗或预防外感病症,中药中选用药茶的颇多,既可作为治疗药物,也可作为预防茶饮。药茶配方简单有效,携带方便,服用时沸水冲泡即可,适应现代快节奏生活,在疫病流行期间推广应用,可防止出现大量病患,是防病保健的一种常用方法。

《惠直堂经验方》里的这首药茶方,名为五神汤。方中荆芥、紫苏叶辛温发汗解表,开宣肺气;生姜辛热,助发汗解表,缓解头身痛、无汗;红糖温里散寒,矫味;茶叶偏苦甘而凉,解百毒、清头目、利小便。作为药茶,作用缓和,适用于外感风寒感冒,症见恶寒发热、身痛、无汗者,也可作为流行性感冒风寒表证的预防茶饮。

名方今用

来自《惠直堂经验方》的五神汤

荆芥、紫苏叶各10g,茶叶6g,生姜10g,红糖30g

红糖加水适量,烧开溶化。另将荆芥、紫苏叶、茶叶、生姜加水煮沸,倒入红糖糖浆搅拌均匀,即成。趁热饮用。

五十五、参枣米饭
主治倦怠、乏力

　　江南人喜食糯米，逢年过节都做糯米制品，很多应节的粽子、糯米团、圆子、八宝饭、糍粑、年糕等都是糯米制品。糯米甘温补中，还可酿酒，口感香甜，但其性黏腻，不宜多食。特别是老人幼儿，多食易出现消化不良、腹胀泄泻之象，每次食用应注意适量。觉得八宝饭之类用料繁多、制作繁琐，喜欢更简单的糯米食品的人，可选用来自《醒园录》的参枣米饭。

　　《醒园录》为清乾隆壬戌进士李化楠所撰的一部饮食专著。乾隆四十七年，其子李调元编刊成书。《醒园录》共分上下两卷，内容乃记古代饮食、烹调技术等。计有烹调 39 种，酿造 24 种，糕点小吃 24 种，食品加工 25 种，饮料 4 种，食品保藏 5 种，总凡 121 种，149 法。成书记载了 120 多道菜式，上卷主要记载荤菜的做法和保藏法，下卷主要记载糕点、蔬菜、酱菜、饮品、乳品、蛋品的制法。

　　参枣米饭来自下卷。方中党参性味甘平，补中益气、养血生津；大枣补中益气，养血安神；党参和大枣合用，气血双调；糯米温补脾气，性质黏柔，可缓解脾虚泄泻；白糖润肺生津，补中益气。此药膳香甜可口，适用于脾虚气弱所致的倦怠乏力、食少便溏，以及血虚所致的面色萎黄、头晕、心悸失眠、浮肿等。

　　《醒园录》记载菜式做法非常详尽，已经超越了文人体味、感觉式的美食记述，更是优秀的美食创意者、实践者。书中有相当数量的江浙菜式，但多有川化的改造，比如"煮燕窝法"："用熟肉锉作极细丸料，加绿豆粉及豆油、花椒、酒、鸡蛋清做丸子，长如燕窝。将燕窝泡洗撕碎，粘贴肉丸外，包密，付滚汤烫之，随手捞起，候一齐做完烫好，用清肉汤做汁，加甜酒、豆油各少许，下锅先滚一二滚，将丸下去再一滚，即取下碗，撒以椒面、葱花、香菰，吃之甚美。"这种做法更加迎合川人好浓厚、尚辛辣的味觉需求。

一百天学中医

经典里的传世药膳

来自《醒园录》的参枣米饭

党参 15 g,糯米 250 g,大枣 30 g,白糖 50 g

将党参、大枣煎取药汁备用。糯米洗净,置瓷碗中,加水适量,煮熟,扣于盘中。将煮好的党参、大枣摆在饭上,加白糖于药汁内,煎成浓汁,浇在饭上即成。空腹食用。

札　记

清
五十五、参枣米饭

五十六、五 汁 饮
主治干咳、咽痛

清代吴瑭(鞠通)所著的《温病条辨》(1798年),为温病通论著作。该书在清代众多温病学家成就的基础上,进一步建立了完全独立于伤寒的温病学说体系,创立了三焦辨证纲领,为温病创新理论之一。从历史发展的角度来看,该辨证体系与张仲景伤寒六经辨证、叶天士温热卫气营血辨证理论互为羽翼,成为温病创新理论之一。温病理论的形成和完善,为现代流行性传染病(瘟疫)的临床诊治提供了完整的理论和临诊经验。近年的新冠预防茶饮大多选用其中的银翘散为底方加减配伍。

在治法上,吴氏以温邪易耗阴液为立法的依据,倡导养阴保液之法,并据临床实践,提炼叶天士医案温病治法,化裁处方,以切实用。如分出清络、清营、育阴多种治法;又以银翘散为辛凉平剂,桑菊饮为辛凉轻剂,白虎汤为辛凉重剂,使温病治法用方层次清晰。

温病期间和恢复期的各种药膳方,是该书中的一大特色,比如五汁饮。

五汁饮顾名思义为五种药物汁液所制的饮品。其中,秋梨味甘微酸性微凉,清热化痰、生津润燥;荸荠又名"马蹄""地栗",味甘性平,凉润肺胃、清热化痰;鲜藕清热生津、凉血止血,本品取鲜汁更能发挥其清热生津功效;芦根、麦门冬清热除烦、养阴生津、宁心安神。五味鲜品榨汁饮用,可退热除烦、止渴止嗽,服用方便,适用于温病伤津症见身热不甚、烦渴、心中烦热、干咳明显、咽痛或痰中带血丝,也可用于秋季燥邪伤肺引起的干咳、咽痛等症及急慢性咽炎、肺炎恢复期。饮酒过多所致头痛烦渴、嗳气呕逆,也可用此方缓解。

选用药食两用之鲜品榨汁取用,既保留药物的治疗作用,也方便人们自己就地取材。鲜品相较于干品,富含鲜汁较多,符合吴氏所提倡温病宜养阴保存津液思想,改善病人在急性期或高峰期大量津液亏耗的现象。现在临床也推荐五汁饮给高热病人食用,可缓解高热所致电解质紊乱。五汁饮为甘甜清润之饮品,也为大多数病人所接受。

名方今用

来自《温病条辨》的五汁饮

梨、荸荠各 500 g,鲜芦根 100 g(干品减半),鲜麦门冬 50 g(干品减半),藕 500 g

梨去皮、核,荸荠去皮,芦根洗净,麦门冬切碎,藕去皮、节,放入榨汁机内榨取汁。一般可凉饮,不喜凉者可稍加温后饮用(无鲜芦根、鲜麦门冬的话,可选用干品另蒸后榨汁)。

收入《四库全书》的五汁饮

五十七、清　络　饮
主治轻微中暑

　　《温病条辨》中还有一首用鲜品制作的饮品方,名为清络饮,适用于暑伤肺络,见身热多汗、口渴喜冷饮、头晕目眩、头目不清,烦热不舒之中暑轻症,也可用于中暑发汗后余邪未尽之证。

　　方用诸味夏季当令新鲜瓜果药蔬。其中,西瓜翠衣即西瓜最外面的一层翠绿色外皮,味甘淡性寒凉,清热生津、利尿解暑,可预防中暑;另用鲜扁豆花解暑化湿;鲜金银花甘而微寒,透热解暑;丝瓜皮清热通络利尿;鲜荷叶清暑利湿,升发清阳;竹叶心清心利尿。

　　清络饮是当时人们的夏季常用之品,祛暑清热,生津止渴,现代人也可在夏季当凉茶饮用,预防中暑。

名方今用

来自《温病条辨》的清络饮

　　西瓜翠衣 6 g,鲜扁豆花 6 g,鲜金银花 6 g,丝瓜皮 6 g,鲜荷叶 6 g,鲜竹叶心 6 g

　　将西瓜翠衣、扁豆花、金银花、丝瓜皮、荷叶、竹叶心洗净后,一同放入锅内。加水适量煮开,改小火继续煎煮 10 分钟左右。去渣取汁,放凉后代茶饮。

五十八、萝卜鲫鱼汤

主治咳嗽痰多

　　成书于清咸丰十一年（1861）的《随息居饮食谱》是一本重要的食疗养生著作。由王士雄（孟英）撰，全书共330条，共收载饮食物369种，分水饮、谷食、调和、蔬食、果实、毛羽、鳞介七类。每种物品之下，按性味、功能、主治、临证应用、服法、宜忌等分述。有异名者，一一注明。书中提倡节制饮食，强调食养的必要性，对某些食物加工和食治作用的叙述甚为详细。如兰熏（火腿）条下对火腿腌制方法记述甚详，称其功能"补脾开胃，滋肾生津，益气血，充精髓，治虚劳怔忡，止虚痢泄泻，健腰脚，愈漏疮"，为养老补虚之佳品；但又告诫凡外感未清、时病初愈、湿热内恋、积滞胀闷未消者，皆余邪未净，不宜服食。

　　这里介绍一道食疗的家常药膳方——萝卜鲫鱼汤。萝卜也称莱菔根，有下气消食、祛痰宽胸、通便、止咳化痰之功，熟用可增强消食化痰功效；鲫鱼性平，利水除湿。两者煮汤，清热化痰、下气止咳，适用于痰热互结的咳喘，痰多色黄、质稠难咯，感冒后咳嗽不停等症，也可用于咽痒、口干、大便干结等现象。

　　我国南北地区都大量种植萝卜，不同品种的萝卜吃法不同。白萝卜通常在秋天食用，有较好的理气通便、润燥止咳化痰作用；青皮萝卜可食用萝卜皮；心里美樱桃萝卜可替代水果，白皮红心的甜度较高，也是煲汤、炒食、炖食的常用食材。秋天经常食用萝卜，可缓解秋燥引起的口干、鼻干、咽干、皮肤干、大便干燥等现象，也可理气化痰止咳，预防秋季燥咳。

来自《随息居饮食谱》的萝卜鲫鱼汤

萝卜 500 g,鲫鱼 300 g,食盐适量

白萝卜洗净,切成小块,鲫鱼去鳞、去内脏洗净,沥干水分备用。起油锅,将鲫鱼煎至两面金黄,加入热水,炖汤。大火煮开后,加入切好的萝卜块,小火慢炖,至肉烂、汤色变白。加调味料适量,趁热食用。

札 记

五十九、人参莲肉汤
主治脾虚气弱

历史上,中医一直有民间验方和官家有效方同时存在的传统,而且民间有效方往往有其独特疗效,像季德胜蛇药就是由民间有效方收录而来。因此也有一些医家致力收集民间验方,撰写成册,流传后世。

清代姚俊所著《经验良方》,又名《经验良方全集》,刊于 1863 年。作者总结多年临床经验,荟萃前贤效方、民间单偏方以及王公内府秘方共 2 000 余首,辑成四卷八十余门,涉及内、外、妇、儿及五官各科,保养、补益、伤寒感冒等有专门的篇章。这道人参莲肉汤是为老年人消化不良所设。

方中人参大补元气,补脾益肺、安神定志、生津止渴;莲子肉味甘涩,性平,补脾止泻、益肾固精、养心安神;冰糖养肺益阴,又可调味,使药膳甘甜清香,补而不滞,尤其适宜于老年人调补肠胃。本方适用于脾虚气弱所致神疲乏力、自汗脉虚、食少便溏、心悸失眠、夜寐多梦、遗精滑泄,及妇女崩漏、白带过多等,还可用于病后调养。

老年人消化功能减弱,脾胃运化机制不及年轻人,过饥或过饱都会导致消化不良,且消化吸收弱。冰糖莲子本身是一道江南地区的秋冬季养生小食,加上白参后,增强了补益脾气的功效,但又不会像西洋参、红参、野山参那样补益太过,可作为长期调补的食疗佳品。

舌苔厚腻者不宜食用,不可同时食用生萝卜及浓茶,大便干结者慎用。

来自《经验良方》的人参莲肉汤

白人参 10 g,莲子 15 枚,冰糖 30 g

将白人参与去心莲子肉放入碗里,加适量水浸泡至透。再加入冰糖,置蒸锅内隔水蒸炖 1 小时左右,即成。人参可连用 3 次,第 3 次可连同人参一起吃完。

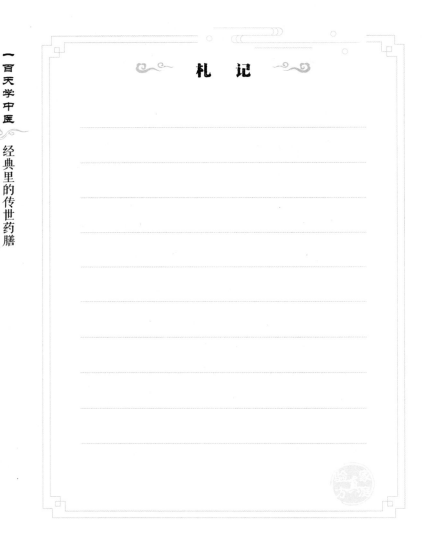

札 记

六十、银 鱼 粥
主治消瘦

　　《草木便方》是刘兴撰写的一部富有特色和价值的地方本草，对了解清代四川地区草药分布及其临床应用有参考价值。此书刊于清同治九年（1870年）。本书作者完稿后即卒，由其子刘士季定稿刊印，共四卷。书中绘有墨线药图432幅，突出药用部分，便于读者"详辨真伪"。书末附居家常用饮食有益人法。

　　本书主要收载川东地方药物，采用七言歌诀形式，介绍其性味、功用，简明易懂，便于记忆。川东地区物产丰富，所收载的银鱼粥为补虚健体的食疗粥，味道鲜美，制作方便。

　　方中银鱼味甘性平，肉质细腻，无骨刺，无腥味；经干制后的银鱼所含营养素更高，尤以钙的含量较高，功能补虚健脾益肺，是补虚损之佳品。糯米甘温，质黏柔，养胃润肺。两物一起煮粥，治虚劳咳嗽，开胃益气效果更佳。加生姜调味健脾，促进消化。本方适用于脾肺虚弱所致的羸瘦乏力、虚劳咳嗽、肺结核等，也可用于脾胃虚弱之食少便溏、乏力、小儿发育迟缓等症。

　　银鱼目前主产于长江流域，江苏太湖地区所产最佳，素有"太湖三白"之一称谓。银鱼的可食部分为100%，是营养学家确认的长寿食品之一，含较高蛋白质，含少量脂肪、碳水化合物，富含钙、磷、铁和各种维生素，对肠道肿瘤有一定预防作用。

来自《草木便方》的银鱼粥

银鱼干 30 g,糯米 100 g,生姜、猪油、食盐各适量

将银鱼干浸泡发好后与糯米、生姜分别洗净,加水适量煮粥,煮开后加入少量猪油、食盐调味,趁热空腹食用,每日可食 2 次。

札 记

六十一、秋　梨　膏
主治久咳干咳、咽痒

　　秋梨膏也叫雪梨膏，是一道传统的药膳，相传始于唐朝。秋梨膏的做法很多，我们收录的这首方子以秋梨配麦门冬、款冬花等，出自《医学从众录》。

　　《医学从众录》是清代陈修园编撰的论治内科杂病的医书。全书八卷，分39篇，论述近40种内科病症。论治内科病证，多本医学经典之旨，从病机到治法，每引用《内经》或仲景学说有关内容加以阐释，或选用仲景的方药作为病证治疗的准则。书中收载的药膳方多为历代医家验证的有效方。

　　秋梨膏方中秋梨多汁味甘，微凉，生津润肺、清热化痰，可生食、煮食、榨汁或煎膏食用；麦门冬、百合清肺热，润燥止咳；川贝母味甘微苦性凉，润燥化痰，对燥咳、痰稠难咯、咽痛疗效明显；款冬花温肺化痰，下气止嗽，润而不燥。和冰糖一起煎膏，尤为适宜燥咳之证，滋味清甜，老幼皆宜。

　　适用于干咳无痰，或痰少而黏、胸闷喘促、咽干口燥、声音嘶哑等症。现在也可用于秋季过敏性干咳、咽痛，以及用嗓过度的声音嘶哑等。

　　煎熬梨膏在食疗中经常用于老人小孩咳嗽久不能愈，伴咽痒，入夜明显、白天减轻，乏力、大便干结。选用秋梨熬膏，加入适量的润肺化痰药物，既可达到治病的目的，又可起食养作用，实为药食两用的常用方法。也有加工成梨膏糖，更方便食用。

来自《医学从众录》的秋梨膏

秋梨 3 200 g,麦门冬 32 g,款冬花 24 g,百合 32 g,贝母 32 g,冰糖 640 g

梨子洗净剁碎,榨取汁;梨渣加清水再煎一次,过滤取汁,二汁合并备用。麦门冬、百合、款冬花、贝母加适量水煮沸 1 小时,过滤药液;再加一半水煮沸半小时,滤出药汁,二液混合。将药汁兑入梨汁,小火浓缩至黏稠时,加入捣碎的冰糖,搅拌收汁成膏。每次 1 勺,温水烊化服用,每日 2 次。

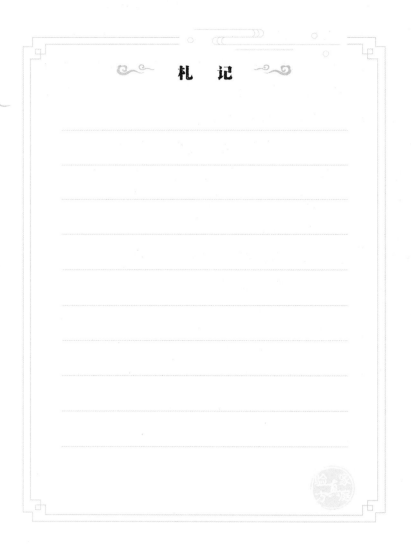

六十二、山药半夏粥
主治进食不香

在温病调治方面有另一本重要的著作——《医学衷中参西录》，又名《衷中参西录》，由张锡纯（寿甫）撰。《医学衷中参西录》论温病，主张寒温统一。张氏临证将温病分为风温、春温、湿温三类，认为三类温病虽见症不同，其本质皆缘郁热。治疗上主张宣散郁结，疏通气机，透邪外达。反对徒执寒凉，只清不透，使邪无由出。善用生药，注重配伍；善治脑病，注重活血化瘀药和补气药、温里药的配伍应用。同时也能在用西药治急症的同时，选用中药调理本因，获得明显疗效。

此书是二十世纪初我国重要的临床综合性名著，也是近代中西医汇通派的代表作之一。张氏主张以中医为本体，撷取西医之长补中医之短，倡导"衷中参西"。

张锡纯善于老药新用，在这首山药半夏粥里，对常用来敛脾阴的山药选用生品，既达到补益之效，又起到促进胃肠运动、改善饮食不佳的作用。这种创新的配伍方法，对中药调理临床症状有很好的实用性和有效性。方中的半夏性温味微苦，燥湿化痰、降逆止呕。加白糖煮粥时，此药膳类似汤羹，煮沸后呈半透明样，趁热服用，口感甚佳。适用于脾胃虚弱，胃气上逆所致恶心、呕吐、食少纳呆、口淡不渴、进食不香等症。现代也可用于慢性胃病，胃功能紊乱所见饮食不佳，时有恶心、反酸等。

现代人饮食不规律，凡事讲究快、有结果，饮食上也会追求煎炸刺激类食物，长此以往，对消化道黏膜造成慢性损伤。建议这类人群多选用山药做药膳，经常服食，调理胃肠。山药味甘性平，是药食两用的佳品，既可补脾益肺补肾，又有软糯甘甜的口感，煮粥、炒菜、做汤羹或点心等都合适。

来自《医学衷中参西录》的山药半夏粥

生山药 30 g，半夏 30 g，白糖适量

山药制成细末（此处可以选用饮片生山药，也可以用剂量翻倍的鲜品）。半夏用温水浸泡，淘洗数次，加水煎煮 5 分钟，取汁 250 ml。将半夏汁倒入山药末中拌匀，加水适量，煮 3～5 分钟，入白糖调味。每日 3 次食用。

《医学衷中参西录》里记载的山药粥

118

六十三、薯蓣鸡子黄粥
主治便溏日久、久泻久痢

《医学衷中参西录》里另一则生山药膳方也非常实用，在书里名为薯蓣鸡子黄粥。薯蓣是山药的古称，益气养阴、固涩止泻、补益脾胃；鸡子黄（鸡蛋黄）味甘性平，益气补血、健脾止泻。两者配伍可安五脏，调气血，止泻痢。

此药膳营养丰富，易于消化，适合脾虚久泻之人及体虚之人久服。脾虚日久可见食欲不振、滑肠便溏、久泻久痢等症，此粥也可用于慢性结肠炎、肠易激综合征、过敏性肠炎等。

来自《医学衷中参西录》的薯蓣鸡子黄粥

生山药 50 g，熟鸡蛋黄 3 枚，食盐少许

山药捣碎研细末，放入盛有凉开水的大碗内调成山药浆。把山药浆倒入小锅，小火熬煮，不断搅拌。煮熟后，将熟鸡蛋捣碎，调入其中，稍煮二三沸，加食盐少许调味即成。每日 3 次，空腹食用。

六十四、珠玉二宝粥

主治久咳燥咳

　　老年慢性咳嗽或者体弱喘咳之人，可通过健脾气的食疗方法，提高机体的免疫功能，增强抗病能力。如是脾肺阴虚所致食欲不振、燥咳或虚劳久咳、乏力短气、形体消瘦的人，可食用张锡纯所创的同样以生山药为主材的珠玉二宝粥。

　　珠玉二宝粥选用生山药、生薏苡仁，配伍柿霜，都是日常的食物，制作简单，食用方便，口味香甜，适合长期调理体质。方中生山药健脾补肾益肺，对脾胃虚弱、消化不良、形体消瘦者，既能补脾气，又能养胃阴，还能补肺阴不足、肺气短促，为调理肺脾肾三脏佳品，亦食亦药。生薏苡仁甘淡，利水渗湿、健脾化痰；柿霜性寒味甘，润肺止咳化痰，对各种虚劳咳嗽具有清热生津、化痰软坚作用。此方对老年人脾胃虚弱、肺气不宣的喘咳尤为适宜，适用于肺结核病恢复期、慢性支气管炎、过敏性肺炎等的调养。

名方今用

来自《医学衷中参西录》的珠玉二宝粥

生山药 60 g，生薏苡仁 60 g，柿霜 24 g

　　将山药、薏苡仁捣成粗粒，加水煮至烂熟，再将柿霜调入，搅拌均匀即可服食。也可当主食食用。

六十五、生 津 茶
主治阴虚感冒

说清代药膳，不得不说到宫廷御方。清朝宫廷医案中具有代表性、记录完整、流传最多的，应属慈禧、光绪两人的医方，诸如长寿、益补、调经、种子等各种方剂，今人多有借鉴和研究。比如慈禧喜用茯苓、山药、砂仁、木香等健脾养胃的药物制成延年益寿丸、健脾益寿膏等调理身体，预防外感病症。

中国科学院院士陈可冀致力于清代宫廷医案的研究，编著有《慈禧光绪医方选议》等书，该书精选收录两人的医方，并加以客观的评议，不仅是对我国传统医学经验的整理和保存，更对现代医学有所启示。该书还是中英双语对照本，对发扬中国传统医学、推动中医走向世界有着相当重要的意义。

宫廷用药多碍于官家威严，不敢过于苦寒，清热药也不会应用过于苦泄之药物，以免败坏胃气。治疗感冒时，多选用药物和食物中甘寒清润之物，既能疏表热，又能养肺阴，同时还可以利咽止痛。《慈禧光绪医方选议》中选录的这首生津茶，在今天可作为慢性咽炎、急性咽喉炎病人的食治方法。

方中桑叶、菊花轻疏风热，轻宣肺气；阴虚之人易出现手足心热，出汗不畅，故配伍养阴润燥、清热生津之麦门冬、石斛、芦根、藕、黄梨等；青果、荸荠、竹茹利咽清热，化痰止渴除烦。药食相配，清宣表邪、养阴润肺，适用于肺胃阴虚、感受风热外邪所致身有微热、头痛鼻塞、口干咽燥、咳痰不爽、手足心热、不思饮食等症。也可作为阴虚之人预防感冒的药茶。

来自《慈禧光绪医方选议》的生津茶

青果 5 个,金石斛 6 g,菊花 6 g,荸荠 5 g,麦门冬 9 g,鲜芦根 2 支,桑叶 9 g,竹茹 6 g,鲜藕 10 片,黄梨 2 个

将青果、荸荠洗净去皮,黄梨洗净去皮切小块,鲜芦根切碎,鲜藕切片。将上述 10 味药放入锅内,加适量水,煎煮 30 分钟。取汁代茶频饮,每日一剂。

札 记

六十六、神仙药酒丸
主治食积

《清太医院配方》是另一本经典的清代医案研究著作,由河北科学技术出版社于1997年4月出版,王立山等主编。其中收录了较多的调理脾胃药酒。

将药物饮片泡酒,经过一定时间的浸泡、发酵,使药物的药效作用趁酒的作用运行全身,也可以有温阳的作用。特别是对寒邪致病的病症,如胃部冷痛、风湿性关节病、脊椎疾病等,有活血通络、散寒止痛作用。冬季饮用药酒,也可有驱寒的功能,对擅长饮酒的人来说,不失为一种养生的方法。

《清太医院配方》中有首"神仙药酒丸"相当有特色,用红曲调色,能使酒体逐渐由白转红;饮后胃脘冷痛即刻消散,其乐融融,优哉游哉,故有"神仙"之誉。

方用檀香,气味芳香,辛散温通,善于理气宽胸、散寒止痛;木香、砂仁行气和胃,消食开胃;丁香温中散寒,降逆止呕;茜草、红曲通经活血。全方寒温并用,健脾和中。炼蜜为丸,用时泡酒,能理气导滞、开胃消食,适用于饮食积滞、脾胃气滞所致的呕吐、呃逆、胃脘冷痛、泄泻等症,也可用于酒后呕吐、腹胀、吐酸等。

名方今用

来自《清太医院配方》的神仙药酒丸

檀香6g,丁香6g,木香9g,砂仁15g,茜草60g,红曲30g

上药共为细末,炼蜜为丸(即加蜂蜜做成丸剂)。每丸10g左右,泡白酒500ml,7～10日即成,适量饮用。

六十七、佛 手 酒
主治胸中痛

　　同样来自《清太医院配方》一书的佛手酒,用大量的行气止痛、散寒温阳的药物配伍,目的就是为了止痛效果更著。且药酒酒体醇厚,既补气血又有理气止痛功效,喝起来口感甚好。

　　佛手酒选用佛手、桂花、陈皮、砂仁理气醒脾止痛;五加皮、当归养血和胃;高良姜、肉桂、丁香温散寒邪止痛;栀子散清郁热;木瓜通络止痛,冰糖矫味。这些材料泡酒后,寒温同调,行气止痛力更强。能疏肝解郁、理气调中,适用于肝气郁滞所致的胁肋胀痛、胸闷嗳气、腹中冷痛等,也可用于慢性胃病,遇寒腹中冷痛、嗳气时有、痞满不适等症。

　　寒邪主收引,会加重上腹部、胸前区疼痛,用寒温同调的药物理气散寒、养血通络止痛,是当时宫中常用的方法。用药酒让皇帝和后宫的妃子们在平时的饮食中就能获得食治,也体现了中医药膳隐药于食的特点,值得现代人借鉴。

名方今用

来自《清太医院配方》的佛手酒

　　干佛手 100 g,栀子 10 g,五加皮 20 g,高良姜 10 g,木瓜 10 g,当归 15 g,肉桂 5 g,桂花 10 g,陈皮 10 g,紫丁香 5 g,砂仁 5 g,冰糖 500 g,白酒 2 L

　　将上述药食以绢袋盛好,入白酒中浸泡,加入冰糖调味,10 日后即可饮用。每日早晚各饮一次,每次 20～30 ml。

一百天学中医 经典里的传世药膳

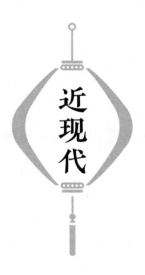

近现代

中医药膳学在近现代理论发展的基础上

逐渐形成一支中医学的重要分支学科

一大批药膳学工具书、教材和科普读物相继出版中医药膳学在近现代理论发展的基础上，逐渐形成一支具有完整理论体系和特点的中医学的重要分支学科。20世纪70年代初，叶橘泉主编《食物中药与便方》。80年代后，大量的工具书，如《中国药膳大辞典》《中华食物疗法大全》《中医食疗药膳》《中国食疗大典》《中医药膳学》等丛书和教材相继问世。另外药膳食疗科普读物也有大量著作出版，为药膳推广起到推波助澜的作用。

六十八、凉拌马齿苋

主治肺热咳痰

这里介绍的凉拌马齿苋方出自《四川中药志（第一卷）》。《四川中药志》是四川中药志协作编写组编著的地方志，本卷共收录四川中草药 300 余种，分别记述了各种药材的成分、药理、炮制及医疗用途等。马齿苋在川蜀之地经常作为凉拌菜食用，具有较好的清热解毒功效。野生的马齿苋生命力旺盛，田间路边都可以生长。

马齿苋功效清热解毒止咳，适用于肺热喘咳、干咳无痰等症，也可用于急性肺部炎症、支气管炎等。马齿苋味酸性寒，有清热解毒作用，可泄肺中伏火；百部苦寒，降肺气化痰止咳。两味凉拌食用，能轻泄肺部郁热，化痰止咳。脾虚便溏者及孕妇慎用。

马齿苋类野菜做凉拌时，大多需要沸水焯过，降低生物碱含量，以免出现腹泻等副作用。因为野菜类食物大多含有较多的维生素、无机盐、纤维素和酶类，纤维素可促进肠道蠕动，具有通便作用。中医认为肺与大肠相表里，腑气通，肺气肃降，可减轻干咳、久咳。

名方今用

来自《四川中药志》的凉拌马齿苋

马齿苋 30 g，百部 10 g，白糖适量

马齿苋洗净，拣去杂质，沸水焯过，挤去水分，切碎；百部包煎，滤出药汁备用。将马齿苋用药汁拌匀，加入白糖矫味，即可。

六十九、金樱子炖猪肚

主治尿频、夜尿多

1963 年出版的《泉州本草》一书，是近现代极为宝贵的地域性本草荟萃及临床中医药学资料。其收录方药和药膳的适用病症，多为闽南地区临床常见的，本药膳也是当地流行的猪肚汤的改良药膳方。

方中金樱子性平味酸涩，有固精缩尿止带、涩肠止泻之功，为收涩良药，滋补之力稍弱。配伍猪肚，健脾益气、补中焦、升提阳气。两物炖食后能缓解肾精不固所致的尿频、遗尿、漏尿等症，也可减轻久泻、崩漏现象。

金樱子属于收敛药物，其味酸涩，一般用来泡酒或者煮粥食用。此方用金樱子来炖食内脏，一方面可以去腥，另一方面，在南方湿热的环境下，酸涩的口感也有助于开胃、祛湿邪、助脾运。

名方今用

来自《泉州本草》的金樱子炖猪肚

金樱子 30 g，猪肚 1 个，食盐、味精各适量

将猪肚洗净，用生粉、盐拌擦，用清水冲洗数次；放锅内用开水煮 15 分钟，取出在冷水中冲洗。金樱子去净外刺和内瓤，一同放入锅内，加适量水，大火煮沸，小火炖煮 3 小时。待猪肚熟透，加适量盐调味，即成。

七十、淡豆豉葱白煲豆腐
主治风寒感冒

1981 年至 1983 年间广东科技出版社出版了《饮食疗法》及其续一、续二、续三，其后 1985 年又出版合集。全书共收民间简易食疗法 406 种，既有日常生活中的美味菜肴和汤料，亦有调理身体的补品；既有针对性很强的特效疗法，亦有作为辅助的食疗。每一疗法均标明食物的功效、分量和用法，间或指出注意事项，书末附按病查方索引，有较高的参考价值。

淡豆豉葱白煲豆腐是书中推荐的一首药膳方，适合老人、体虚的人在风寒初起时食用。

正气不足之人外感，不论风寒或风热，均可见不能发汗或发汗不畅，病症较迁延，时间一长，轻症往往拖成重症。但发汗之力太强的药食又有出汗太多、损伤正气的顾虑，因此选用淡豆豉葱白煲豆腐，发汗之力较温和。加上豆腐益气和中，既辅助正气，又达到解表、缓慢发汗、不损伤正气的目的。热服，更有利发汗退热。

方中淡豆豉性微温，宣散肺气解表，对外感风寒风热均可宣通肺气、解表发汗；葱白辛温，发散寒邪、解表透热；豆腐益胃和中扶正，防邪复发，煲汤热服，助药力发散，辛而不燥，扶正而不留邪。全方疏散风邪、扶正解表，适用于老年人感冒，见头痛身痛、微恶风寒、咳嗽、鼻塞流涕，也常用于体虚外感风寒轻症。

名方今用

来自《饮食疗法》的淡豆豉葱白煲豆腐

淡豆豉 12 g，葱白 15 g，豆腐 200 g

豆腐略煎焦黄；加水一碗半，加入豆豉，煎取大半碗；再入葱白，滚开即出锅。趁热服食，服后加盖衣被，助微微发汗。

七十一、荷叶冬瓜汤
主治暑湿

荷叶冬瓜汤是现代流行的一款常用的瘦身汤。

《饮食疗法》一书里强调的，则是荷叶冬瓜汤最经典的功效——清热祛暑、利尿除湿。夏季炎热，易出现体液亏耗，人体正常津液不足，常有头晕头痛、口渴、大量汗出等中暑现象；夏季疰夏，也可见胃口欠佳、饮食无味。本药膳开胃解暑、生津解渴，是夏季常用的家庭保健膳食。

方中荷叶清香微苦，性平，能清凉解暑、生津止渴、升发清阳、清利头目；冬瓜及冬瓜皮性寒味甘淡，利水消肿、利尿排痰。两味合用，清淡爽口，常用于夏季发热、中暑、暑热伴心胸烦闷、小便量少等。

来自《饮食疗法》的荷叶冬瓜汤

鲜荷叶 1/4 张，鲜冬瓜 500 g，食盐适量

鲜荷叶洗净，剪碎；鲜冬瓜去皮、洗净，切薄片。将荷叶、冬瓜片一起放入锅内，加水适量煲汤。临熟时捞出荷叶，加少量食盐调味即成。饮汤、食冬瓜，每日一剂，分 2 次食用。

七十二、玫瑰五花糕

主治雀斑、黄褐斑

近代著名中医皮肤病外科专家赵炳南,以擅长中医皮肤科、外科而闻名,著有《赵炳南临床经验集》一书。该书是赵老先生长期从事中医皮肤科、外科的临床经验总结,书中不仅介绍了药、膏、黑布膏三种中医皮肤病外科的独特疗法,还有经验方、常用成方、皮肤病外科通用方甚至药膳方等,可谓既经典又实用。

书中介绍的祛斑药膳玫瑰五花糕,原名凉血五花散,是赵老先生的临床经验方,治疗初期红斑性皮疹,对颜面部皮肤有较好的保健作用。后加上米粉做成糕点,更方便食用。玫瑰花疏肝气,辟邪恶之气,食之芳香甘美,令人神爽;凌霄花、红花、鸡冠花活血化瘀;野菊花清热解毒,大米粉、糯米粉补益脾气。本方做成糕点,食用方便,久服能活血解毒,行气解郁、凉血活血、疏风解毒、润肤养颜,适用于肝气郁结所致的情志不舒、胸中郁闷、面上雀斑、黄褐斑等。

面部黄褐斑、雀斑,在女性中多因肝气郁结、肝血亏虚所致,治疗上多用养肝血、疏肝气之药物调理,通常需较长时间才能慢慢恢复。对工作繁忙或不愿长期喝汤剂的人来说,用食治的方法更方便,也更容易坚持。玫瑰五花糕制作方便,耐存储,口感甘甜,是值得推荐的养颜保健膳食。

来自《赵炳南临床经验集》的玫瑰五花糕

干玫瑰花 25 g,红花、鸡冠花、凌霄花、野菊花各 15 g,大米粉、糯米粉各 250 g,白糖 100 g

将玫瑰花、红花、鸡冠花、凌霄花、野菊花诸干花揉碎备用,大米粉与糯米粉拌匀。糖用水化开。米粉中拌入诸花,迅速搅拌,徐徐加入糖开水,使粉均匀受潮,并泛出半透明色,成糕粉。湿度以手捏一把成团,放开一揉散开为度。糕粉筛后放入糕模内,用大火蒸 12～15 分钟。当点心吃,每次 30～50 g,每日一次。

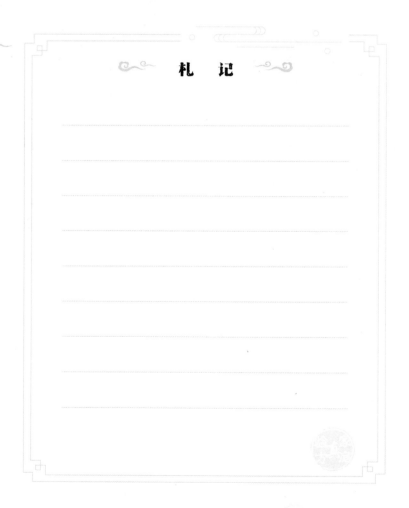

札 记

七十三、川芎白芷炖鱼头

主治外感风邪头痛

胡珍珠主编、1982 年出版的《家庭食疗手册》，是一部值得推荐的适合家庭使用的科普读物。该书运用中西医结合理念，将现代食物营养素与中医食材的性味归经、升降沉浮理论相结合，体现了因时、因地、因人、因病辨证食疗的思想。这在近现代的食疗图书中是个首创。

书中的川芎白芷炖鱼头，是该药膳书中所选治疗外感头痛的有效验方。

方中白芷祛风散寒止痛，药性上行，芳香行气、解表散寒，止颈项部头痛、转侧不利；川芎活血行气止痛，能缓解太阳穴及头顶部头痛，同时又能解除血管痉挛性头痛；鳙鱼即花鲢鱼，肉质鲜美，鱼头肥厚，性味甘温，暖胃益脑，祛头眩、强筋骨。本方祛风散寒、活血止痛，适用于风寒感冒所致的头痛、鼻塞流涕、微恶风寒、前额头痛、周身疼痛等。也可用于风湿性关节病，见关节酸痛，遇寒加重。

鱼头炖汤常作为体弱之人补充蛋白质、微量元素的首选，鱼肉本身鲜美，其所含的氨基酸易溶于水中，脾胃虚弱、产后乳汁较少者，常食鱼汤有助于体力恢复和催奶。花鲢鱼主产于长江下游地区，是我国传统养殖的四大家鱼之一，肉质肥嫩，营养价值高，尤以头部含脂肪最多。民间有"花鲢吃头，青鱼吃尾"之说，可见其鱼头的鲜美。

名方今用

来自《家庭食疗手册》的川芎白芷炖鱼头

川芎、白芷各 3 g，鳙鱼头 500 g，葱、姜、胡椒、食盐各适量

鳙鱼头去鳃洗净，沥干水分，用油煎至两面微黄。锅内加入适量开水，放入白芷、川芎、葱、姜。大火烧开后，转小火慢炖 40 分钟，至汤色变白，撒入胡椒粉、盐即成。趁热喝汤食肉，连食 3～5 天，可治风寒头痛。

七十四、腐皮白果粥
主治久咳乏力

《家庭食疗手册》中的一首腐皮白果粥也值得推荐,适用于慢性喘咳及带下量多女性。

白果又名银杏,其种子形小如杏,洁白如银,故称为银杏。白果味美可口,常作炒菜、煮粥、炒食用,其碳水化合物含量和大枣相似,而蛋白质、脂肪含量远高于大枣,富含钙、磷、铁、核黄素等多种营养素。中医认为白果收敛固涩、敛肺定喘,对急性哮喘发作有治疗作用,也可用于固精、止遗、止带。但白果有小毒,其胚芽中含氢氰酸,生用可致中毒甚至死亡,故每次食用不可过量,食前必须煮熟。

本方中白果味甘苦涩,性平,敛肺气、定喘嗽、收涩止带;豆腐皮性平味甘,为黄豆在制作豆浆时析出的一层脂肪,富含大豆氨基酸和植物脂肪,能健脾宽中、利水除湿、清肺热、止咳。粳米补益肺胃,煮粥可补益肺气,适合虚喘性咳嗽。本方适用于肺气虚所致咳嗽、气急、喘促,日久不愈,动则尤甚,咳声低弱、咳痰稀薄,以及气短乏力、自汗恶风、食少纳呆等症。也可用于女性带下量多、腰膝酸软、乏力神疲等症。

名方今用

来自《家庭食疗手册》的腐皮白果粥

白果 10 g,豆腐皮 30 g,粳米 50 g

白果去壳去皮,去心,洗净;豆腐皮泡软,洗净。粳米淘洗干净,放入白果、豆腐皮,加水适量,大火煮开,小火煮粥。白果熟透后,调味即可。每日2次食用,连服2周。

一百天学中医

经典里的传世药膳

七十五、花生衣红枣饮

主治贫血

民间常将花生衣作为止血之品。中医认为花生衣甘涩性平，收敛止血，可用于内外各种出血证。《家庭食疗手册》中收录有现代常用的药膳方花生衣红枣饮。

方用花生衣以及大枣。大枣甘温，益气健脾；红糖甘温，补中养血化瘀，和花生衣合用，益气生血，养血不留瘀，并能缓和花生衣的涩味。本方是临床常用的治疗出血的膳食饮品，补气养血、收敛止血，适用于产后、病后气虚不能固摄血液所致的各种出血病症。

现代医学认为，花生衣具有抗纤维蛋白溶解、加强毛细血管收缩、增加血小板含量并改善其功能、调整凝血因子缺陷的作用，可治各种出血、贫血，也可用于肾炎水肿、肝硬化脾肿大所致的血小板减少症，以及再生障碍性贫血、血友病等。不仅有止血作用，还有一定的对因治疗作用。

来自《家庭食疗手册》的花生衣红枣饮

花生 60 g，干红枣 30 g，红糖适量

花生米在温水中浸泡半小时，取皮；红枣洗净泡发，与花生衣一起放入锅内。将泡花生的水一起倒入，加适量水，小火煎30分钟。捞出花生衣，加入红糖，搅拌均匀，每日一剂，分3次食用。

七十六、双耳海螺

主治血热出血

　　本方出自《中国药膳大全》，该书由彭铭泉编著，四川科学技术出版社 1987 年出版。书中介绍了药膳的一般知识、常见疾病的药膳疗法，共收入 500 首方剂。该药膳书对当时药膳食疗的总结和推广有很大的社会实用价值。

　　双耳海螺的食材主要是白木耳、黑木耳和海螺。海螺肉在沿海地区是常见的食材，肉质肥厚多汁，滋味鲜美，本药膳选用黑木耳、白木耳配伍海螺肉，不失为一道鲜美的食治膳食。白木耳清热、止血、明目，适用于血热所致吐血、衄血、咯血、尿血、便血等各种急性出血及视物昏花；黑木耳甘平，凉血止血、润燥利肠，对痔疮出血、崩漏等有效；白木耳甘淡性平，滋阴养肺，养胃生津；海螺肉味甘性凉，清热明目；黄瓜清热。诸味配伍后，清热解毒、凉血止血、滋阴生津作用甚显。

　　黑木耳和白木耳是深受群众喜爱的药食两用佳品，两者均为子实体菌类，富含多糖和黄酮类物质。白木耳养肺功能较好，其所含的胶质能缓解肺部炎症及肺部燥热；黑木耳入血分，能降低血黏度，并有降低血清胆固醇作用。经常食用黑木耳和白木耳，能软化血管，增强血管弹性，提高机体免疫力。

名方今用

来自《中国药膳大全》的双耳海螺

　　黑木耳 10 g，白木耳 6 g，净海螺肉 30 g，黄瓜 50 g，香菜、姜、葱各 10 g，绍酒 10 ml，素油 50 g，盐、上汤各适量

　　黑木耳和白木耳发好，洗净，撕成小朵；海螺肉洗净，切片；黄瓜洗净切片。炒锅置中火上，放入素油。将海螺肉倒入，炒至变色。放入双耳、葱、姜、绍酒、盐、上汤，翻炒至熟。装盆后，放上香菜点缀。佐餐食用，连用 3～5 日为一疗程。

一百天学中医　经典里的传世药膳

七十七、三七蒸鸡

主治血瘀

三七是伤科常用的治跌打损伤的药物，既可散瘀止痛，又能养血补虚。三七也是常用的保健养生药材，近年来尤其受到大众追捧，各种三七保健品大行其道。实际上，三七生用偏于行血活血，熟用偏于养血补虚，使用时要注意。运用药膳方时，也要注意出处。

这里介绍《延年益寿妙方》（1990年出版）一书中的一首三七蒸鸡。方用三七散瘀定痛，止血而不留瘀；鸡肉甘温，温中益气、养血健脾，主治虚劳羸瘦。两者配伍，散补相合，补血又能行血，凡血瘀、血虚之人均可应用，适用于产后恶露淋漓不尽、痛经、胸痹、出血等，临床也可用于心绞痛、跌打损伤、消渴、咯血等。对老年人、久病气血亏虚之人，均有养生益寿的作用。

名方今用

来自《延年益寿妙方》的三七蒸鸡

母鸡一只（1500 g），三七20 g，姜、葱、料酒、盐各适量

鸡洗净后去头脚、内脏；三七一半上笼蒸熟，切薄片，一半磨成粉。将鸡切成小块，放入三七片，加入葱、姜、料酒、盐等，加入高汤适量，上笼蒸2小时左右。待鸡肉熟后，撒入三七粉即成。吃肉喝汤，佐餐食用。

也可用三七粉6 g，代替三七，撒在鸡汤里。

七十八、坤草童鸡
主治痛经、月经不调

坤草,即益母草,能活血化瘀、调经止痛、利水消肿,自古以来为妇科调经要药,被收入 1990 年王仙舟编著的《华夏药膳保健顾问》一书中。该药膳书由华夏出版社出版,收录药膳常识、品名及制作,包括配方、功效、制作工艺、禁忌等。坤草童鸡便是其中治疗女子月经不调的药膳方。

本方中益母草活血化瘀,调经止痛;月季花味甘性温,活血调经止痛,功效类似玫瑰花,但无玫瑰花气味芳香,走窜之力较轻;童子鸡专补女性阴血不足,温中补虚益气力,填精血、养五脏,滋味鲜美。全方活血化瘀、调经止痛,适用于妇女月经不调、瘀血阻滞,见痛经、闭经、产后恶露不尽、腹痛、崩漏下血及跌打损伤瘀痛等症。也可用于气血不足之闭经、经期紊乱、宫寒血瘀不孕等。

女性先天肝血易亏,如调养不当,常易见上述各症。坤草童鸡不失为有针对性的保健药膳。

名方今用

来自《华夏药膳保健顾问》的坤草童鸡

坤草(益母草)15 g,童子鸡 500 g,冬菇 15 g,火腿 5 g,香菜 2 g,月季花 5 g,黄酒 30 ml,白糖 10 g,盐 5 g,味精 1 g,香油 3 g

益母草洗净,置碗内加入黄酒、白糖,上笼屉蒸 1 小时后取汁,备用。童子鸡洗净,去头脚、内脏,入沸水烫透。捞出童子鸡,放入砂锅,加入鲜汤、冬菇、火腿、黄酒、葱、姜、月季花。大火煮开后,加入盐,小火煨至熟烂,拣去葱姜,加味精、益母草汁、香油、香菜,再沸一下即可。食肉喝汤,佐餐食用。

七十九、健胃益气糕
主治老人小儿胃口不佳

江南地区常有湿气较重的时期，特别是黄梅时节，气候潮湿，人常有湿邪困重、乏力倦怠、食少便溏表现。因此有选用具健脾祛湿功效的食材做成糕点的风俗，随时取食，既方便食用，又可保养。这首健胃益气糕的制作借鉴传统江南米糕的做法，也符合现代大众口味，老人小儿均喜食。

方中山药味甘性平，养肺、健脾、益肾、补虚，为平补脾胃之气的佳品；莲子肉味甘涩性平，补脾止泻、益肾固精、养心安神；茯苓味甘淡，性平，健脾渗湿止泻，可调畅水液代谢，还可安神补心气；芡实味甘涩，性平，健脾止泻、除湿止带，对脾虚所致带下量多色清疗效尤佳。白糖、陈仓米、糯米合用，补中益气；制糕食用，性质平和，口味甜美，老少咸宜。适用于脾胃虚弱夹湿所致食少便溏、神疲乏力、倦怠，及妇女脾虚带下等症。也可用于体虚之人日常保健。

本药膳药性平和，需长期食用，方可获良效。

名方今用

来自《华夏药膳保健顾问》的健胃益气糕

山药 200 g，莲子肉 200 g，茯苓 200 g，芡实 200 g，陈仓米粉 250 g，糯米粉 250 g，白砂糖 750 g

将上述诸药磨成细粉，与米粉、白砂糖混合均匀，加入少量清水和成粉散颗粒，压入模具内，脱块成糕，上笼蒸熟。空腹食用。

八十、荔枝莲子

主治白带量多

本方出自1992年出版的《中华养生药膳大典》，由张树生、傅景华主编。书中收配方约5 000首，分内、妇、儿、外、五官、骨伤、美容与健美、强身延年等科目，为临床实践经验的总结。

本方中荔枝干味甘酸性温，功能养血健脾、行气消肿、温肾散寒；莲子补肾健脾，固涩敛精。两物配伍后温补肾阳、健脾补虚、涩精止遗，适用于脾阳虚、脾不统摄所致带下量多、腰膝酸软、乏力纳少、畏寒等症，也可用于老年人夜尿频频、手足冷、面色㿠白等。

老年人经常有夜尿频，睡眠差、白天精神不济，乏力，手足冷，时有畏寒，中医认为属脾肾阳虚。荔枝干原为温肾补脾常用食物，现代研究发现鲜品富含葡萄糖、蔗糖、蛋白质、B族维生素等，干品富含有机酸，具有抗炎、抗氧化作用。荔枝干加上富含蛋白质和钙、磷等微量元素的莲子，既可抗氧化，又能调节血脂、血糖。本方口感香甜，食用方便。

来自《中华养生药膳大典》的荔枝莲子

荔枝干20个，莲子60 g

荔枝干剥去外壳，莲子洗净、去莲心，放碗中。加水，上蒸笼蒸熟食用。

八十一、旱莲猪肝汤

主治牙龈出血

猪肝富含蛋白质、脂肪、钙、磷、铁、β胡萝卜素等，有利于儿童智力发育和生长需要。缺铁性贫血、夜盲症的人，都可以通过食用猪肝达到补充微量元素的目的。

这首旱莲猪肝汤同样来自《中华养生药膳大典》。猪肝汤为补血常用，加用凉血的药物旱莲草，对牙龈出血疗效更佳。

本方中旱莲草甘酸性凉，能滋阴、凉血止血、补益肝肾，补肾阴而生毛发；猪肝甘苦温，养肝明目、补气健脾，对缺铁性贫血疗效颇佳。配伍后温肾健脾、凉血补血，可用于各类血热出血证，尤其是肾虚血热所致鼻衄、齿衄等，也可用于月经量多，血色鲜红、夹血块的症状。

高脂血症者慎食。

来自《中华养生药膳大典》的旱莲猪肝汤

旱莲草 60 g，猪肝 250 g，精盐、味精适量

猪肝洗净去筋膜，切成薄片，用调料腌制 20 分钟左右。旱莲草洗净后，另煎药汁。将药汁倒入锅内，放入猪肝，加适量水。煮开后，加盐、味精调味即成。早晚趁热服食，3 日为一疗程。

八十二、菊花旱莲草藕粉粥

主治鼻出血

用旱莲草止血，还有不同配伍的药膳方。同样是出血症状，属于肝肾阴虚的适合用上文的旱莲猪肝汤滋阴、凉血、止血；而由肝阳上亢所致的出血症，则可用《中华养生药膳大典》中的这首菊花旱莲草藕粉粥来平肝、凉血、止血。这就是中医辨证论治、同病异治的魅力。

菊花旱莲草藕粉粥中菊花甘苦、微寒，能疏散风热、平抑肝阳、清肝明目；旱莲草滋阴养肝，凉血止血；莲藕甘寒，清热生津、凉血散瘀止血。三者合用，既能平抑肝阳上亢之势，又能养肝阴、凉血止血。同时，莲藕性偏寒凉，中通直，止血又理气，还可健脾开胃。本方滋阴平肝、凉血止血，适用于肝火上扰所致鼻出血。也可用于肝阳上亢所致头晕、眼花、耳鸣、目赤肿痛，或者肝火犯肺出现咳嗽痰中带血、干咳少痰、两侧胁肋隐痛等症。

不同品种菊花有不同疗效，疏风热宜用黄菊花，平肝阳宜用白菊花。此处平肝抑阳，可选白菊花。莲藕作为食品，可煮熟食用，养胃生津；也可榨汁生用，凉血之力更强。藕粉对老年人和儿童更适合，富含蛋白质、维生素 C、淀粉等，口感微甜，补气而不伤脾，可作为经常食用的辅食。煮莲藕时忌用生铁锅，以免氧化发黑。

一百天学中医　经典里的传世药膳

来自《中华养生药膳大典》的菊花旱莲草藕粉粥

菊花 15 g,旱莲草 15 g,藕粉 30 g,白糖适量

旱莲草洗净后另煎药汁。菊花一半和旱莲草一起煎药汁,一半洗净备用。碗内放入藕粉,用温热的药汁冲调,边搅拌,待藕粉变成半透明状,加入沸水,搅拌均匀成透明状膏体,加入适量白糖矫味。早晚各食一次,3 日一疗程。

札 记

八十三、茯苓豆腐

主治肥胖、糖尿病

　　减肥餐是现代轻食者、养生达人关注的一类饮食，这款茯苓豆腐药膳出自1993年出版的养生类中医著作《家庭中医食疗法》一书，适合单纯性肥胖者作为减肥期间常食的食疗餐。

　　方以茯苓、松子仁、豆腐为主。茯苓甘淡，利水渗湿、健脾和中，常用于治疗痰饮内停的小便不畅、浮肿、食欲不振、消化不良等；豆腐甘凉，益气和中、生津润燥、清热解毒，所含丰富植物蛋白可补充人体的优质蛋白；松子仁富含植物油脂，润肠通便、益智健脑。

　　本膳食健脾化湿、消食减肥，适用于脾虚所致肥胖、脘腹胀满、食欲不振、二便不畅、浮肿等症，也可用于糖尿病病人日常食疗。食用时口感丰富，甘香怡人，既可保证优质蛋白的摄入，又能以植物脂肪代替动物脂肪。茯苓健脾利水的作用，能减轻轻食者由于碳水化合物摄入偏少而出现的下肢水肿、头晕、乏力等现象。加上其他杂粮和豆类、菌菇类配餐，补充适量维生素和微量元素，不失为健康轻食餐。

一百天学中医　经典里的传世药膳

来自《家庭中医食疗法》的茯苓豆腐

茯苓粉 30 g,松子仁 40 g,豆腐 500 g,胡萝卜、豌豆、香菇、玉米、蛋清、食盐、黄酒、高汤、淀粉各适量

豆腐沥干水分;干香菇用水发透,洗净,去除杂质,大者撕两半;豌豆洗净;胡萝卜洗净切菱形薄片;蛋清打入容器,用起泡器搅拌起泡。将豆腐和茯苓粉拌匀,加料酒、盐调味,加蛋清混合均匀。放上香菇、胡萝卜、豌豆、松子仁、玉米粒,上笼大火蒸 8 分钟。再将高汤 200 g 倒入锅内,用淀粉、盐、料酒、胡椒粉调味勾芡,淋在豆腐上即成。

札 记

八十四、当归苁蓉猪血羹
主治血虚便秘

　　老年人由于精血亏虚日久，出现各种原因的便秘，又因为老年人常合并心血管疾病，因此便秘往往是诱发心梗的一大因素，严重者可导致猝死。选用养血温肾、补精润肠的药膳当归苁蓉猪血羹，既能补益精血，又可温阳通便，可作为老年人常用的一道保健膳食。

　　本方出自 1998 年中医古籍出版社出版的《实用食疗方精选》。方中当归身补血效力佳。中医认为当归头偏于补血，当归尾偏于活血，当归身既可补血又可活血，故此处选用当归身补血活血。肉苁蓉补肾温阳、润肠通便，温而不燥，药力缓和；白菜清热滑肠；猪血性味咸平，补血养阴，减轻血虚津亏不运、大便干结之症；香油助其润滑之力，可有效改善便秘。猪血口感细腻，入口甘美，容易消化，适合不同年龄段的人食用。本膳食尤其适用于血虚肠燥所致大便干结，也可用于久病血虚、老年人肠燥津亏便秘。

名方今用

来自《实用食疗方精选》的当归苁蓉猪血羹

　　当归身 15 g，白菜 200 g，肉苁蓉 15 g，猪血 125 g，香油、葱白、食盐、味精各适量

　　当归身、肉苁蓉洗净后，加水适量，煮取汁备用。白菜撕去筋膜，洗净，放锅内，倒入药汁，煮熟白菜。将猪血切成小块，放入锅内，同葱、食盐、味精、香油一并加入。混合均匀，趁热空腹食用。佐餐常食。

八十五、良姜鸡肉炒饭
主治胃冷痛

由名中医夏翔、施杞主编的《中国食疗大全》，1999年经上海科学技术出版社出版。本书共五篇，分为33章，从食疗文化篇、原料篇、制作篇、应用篇和现代营养学五方面全面介绍食疗制作以及功用，堪称现代药膳学力作。图书出版后多次重印，影响深远。

书中有首良姜鸡肉炒饭，通常用于脾胃虚寒之人，疗效明确。

方中高良姜辛热，散寒力强，除一切沉寒痼冷，常用来治疗胃寒冷痛、呕吐；草果辛温，燥湿温中、行气止痛；陈皮性微温，醒脾理气、和胃止呕；鸡肉温中益气，和胃止痛。本方用大量辛温散寒、止痛止呃逆的药食同用之材，增强健脾益胃之功效，尤适宜胃寒虚冷、气机不畅之证，症见胃冷痛、胀满、嗳气、呃逆、恶心呕吐等。

慢性胃病病人往往有胃部胀满、冷痛、呃逆表现，也有人伴遇寒加重、胀气、食少、乏力、消瘦的现象。选用温胃和中、燥湿行气的药膳炒饭，既可散寒止痛，又能养胃益胃、行气助消化，亦可作为日常保健常用膳食。

名方今用

来自《中国食疗大全》的良姜鸡肉炒饭

高良姜6g，草果6g，陈皮3g，鸡肉150g，粳米饭150g，葱花、盐、料酒各适量

高良姜、草果、陈皮洗净，加水煎取浓汁50ml；鸡肉切片。起油锅，放入鸡片，加料酒、葱花煸炒片刻。倒入米饭，加食盐、味精、药汁翻炒片刻即成。

八十六、艾叶薏苡仁粥

主治痛经、宫血

女性经常会有宫寒的现象,常可见行经时腹痛、畏寒、手足冷、月经量多,或有平时带下量多、乏力、食少便溏,也有人伴有泄泻。调经方中经常会用到艾叶温里散寒,止痛调经。

1999年由学苑出版社出版的《百病中医药膳疗法》一书中,介绍的艾叶薏苡仁粥就是选用性温散寒的艾叶,以粥食养,减轻女性痛经。

方中艾叶性温味苦,温中散寒止痛、除湿安胎;薏苡仁甘淡,健脾渗湿、止泻止遗;鸡蛋补血养精,补充蛋白质,对轻度贫血有较好的补益作用。煮粥食用,方便制作。本药膳温经止血,可缓解经期出血量多,又可缓解痛经,在经期食用效果更佳。适用于脾虚有寒所致月经量多、崩漏、带下量多、便血等症,也可用于慢性子宫功能性出血或下焦虚寒性出血等。

来自《百病中医药膳疗法》的艾叶薏苡仁粥

薏苡仁50 g,艾叶6 g,鸡蛋1枚,粳米100 g

艾叶加水适量,煎取药汁备用。薏苡仁(米仁)加水浸泡30分钟,和粳米淘洗干净后,加入药汁和适量水。大火煮开后,改小火煮粥,待米熟烂,打入一个鸡蛋,加调味料适量调味。趁热服食,连服3~5日。

八十七、黄精煨猪肘

主治皮肤干燥、黄褐斑

2000 年人民卫生出版社出版的《中华临床药膳食疗学》一书,介绍了临床各科 208 个病症的膳食原则及辩证配餐,并设健美减肥、美发乌发、延年益寿、益智健脑、润肤美颜、增力耐劳、明目增视、聪耳助听八个专题。该书增加了日常保健的药膳方,更适合现代生活中对养生的需求。

这里介绍书中的两则药膳方。其一是黄精煨猪肘,可作为家庭聚餐或节假日聚会时的大餐。其二是田七白芍蒸鸡,将在后文介绍。

黄精煨猪肘方中黄精味甘性平,补气养阴、益血生津,对疲劳乏力、口干食少等精血亏虚证有效;猪肘味甘咸性平,滋阴润燥、养血,因富含胶原蛋白,能延缓皮肤老化;桑葚药食两用,滋补肝肾、养血乌发、润肠通便,可治精血亏虚头晕、耳鸣、腰膝酸软、失眠健忘、须发早白等;玉竹甘平,滋阴润燥、清肺热,配伍猪肘炖补,补益精血、健身延年。适用于津气不足所致皮肤干燥粗涩,时有瘙痒,易生褐斑等。也可用于气血亏虚日久,腰膝酸软、肠燥便秘。

猪肘富含的胶原蛋白质虽不能被人体大量吸收,但可补充人体皮下脂肪和增加肠道蠕动。加上滋阴润燥的玉竹、黄精,补益肝肾的桑葚,本膳口感细腻,滋味醇厚,老少皆宜。

名方今用

来自《中华临床药膳食疗学》的黄精煨猪肘

猪肘 500 g,黄精 10 g,桑葚 10 g,玉竹 10 g,调料适量

将黄精、桑葚、玉竹包于纱布内;猪肘洗净,入水烧开后焯去血水,与药袋内药物同煮。加入调味料,大火煮沸,去浮沫,小火煨至浓稠。待肘子熟烂,去除药包,将猪肘、汤、桑葚装入碗内,佐餐食用。

八十八、田七白芍蒸鸡

主治产后恶露、乏力

《中华临床药膳食疗学》中收录的田七白芍蒸鸡适用于气血不足所致体虚气弱，或妇女产后气血亏虚证。田七就是三七，前文七十七首三七蒸鸡篇已有述及。本方另加白芍，做法也有不同。

如前所述，三七甘温微苦，熟用能补虚、强壮筋骨，特别适合妇女产后调理；白芍酸甘敛阴，养血柔肝、舒缓筋脉，和母鸡一起炖汤，能温中补虚、散寒、调气血。本方适合气血不足而筋骨痿软无力者、妇女产后气血亏虚证，也可用于长期卧床的气血不足证。

民间传统认为妇女产后气血大亏，应大补气血，并配伍温阳益气、活血行血的药物，去除恶露，改善产后恶露不尽、筋骨酸软、乏力、乳汁不畅等现象。鸡汤被认为是最适宜产妇的食品，能温补气血。但鸡汤有时会偏滋腻，配伍三七、白芍后，既能养血活血，又能补虚壮筋骨。一首药膳达到气血同补的作用，可谓一箭双雕。

一百天学中医　经典里的传世药膳

名方今用

来自《中华临床药膳食疗学》的田七白芍蒸鸡

三七 20 g，白芍 30 g，肥母鸡 1500 g，黄酒 50 ml，生姜 20 g，葱 50 g，味精、食盐各适量

鸡洗净去除头脚，剁成小块，放入碗内。三七一半打粉，一半蒸软后切薄片。将三七片、葱姜片放入碗内，加上白芍水煎液、黄酒、盐，上笼蒸 2 小时。待鸡肉熟透，撒上三七粉再蒸 2 分钟，出笼后取原汁装入碗内，吃肉喝汤。

八十九、二葛枳椇子饮

主治酒后头痛、呕吐

2001年由科学技术文献出版社出版的《防醉解酒方》很有特点，专门介绍了历代有关防醉、解酒与治疗酒病的部分处方，既适合医务人员参考，也适宜嗜酒者及其家人阅读。

在这本解酒专书中，大名鼎鼎的解酒药物枳椇子当然榜上有名。枳椇子，别名木珊瑚、鸡距子、鸡爪子、拐枣子，为鼠李科植物枳椇干燥成熟种子。李时珍指其"根，又作积构，皆屈曲不伸之意。此树多枝而曲，其子亦卷曲，故以名之"。唐代孟诜记载"昔有南人修舍用此木，误落一片入酒瓮中，酒化为水也"，由此发现其解酒作用。枳椇子入酒，酒就完全没有酒味了，可见其解酒作用之强。宋代苏颂所著《图经本草》也有类似记载："枝枸不直，啖之甘美如饴，八、九月熟，谓之木蜜。本从南方来，能败酒，若以为屋柱，则一屋之酒皆薄。"

可见枳椇子解酒毒作用的记载很早就有，古人认为它善解酒毒，能清酒之热、散酒之性。喝酒之后如有烧心、口干舌燥的症状，可服用枳椇子来缓解。

今天，网上甚至有不少标注解酒功能的枳椇子制剂售卖，对嗜酒人士诱惑力很大，但价格也不菲。我们不妨试试这首二葛枳椇子饮。

方中枳椇子解酒毒，利小便，清胃热，生津止渴；葛根发表解肌，升发清阳，减轻酒后头痛、呕吐；葛花甘平，解酒毒、醒酒和胃，常用于治疗饮酒过度的头晕头痛，或长期饮酒者胃肠积热所致的恶心呕吐、心烦口渴、小便不利。全方发表散邪、清热利湿、生津止渴，适用于酒后热灼津伤所致头痛、头昏、烦渴、恶心呕吐、小便短赤等症，也可用于饮酒过多，或醉酒后醒酒的治疗。

逢年过节人们团聚家宴，免不了喝酒庆祝一番，适量饮酒能增进气氛，但过量饮酒不仅伤身也是一种恶俗。酒桌文化还危害健康，酒后头痛欲裂，或恶心呕吐,甚至有的人呕吐出血,要警惕酒精中毒。虽然二葛枳椇子饮等解酒方能缓解症状,但世上没有不醉药和增进酒量的"神仙药"。本药膳所治酒毒,仅能减轻饮酒后醉酒现象,或缓解醉酒后的不适,并不能提升酒量、让人千杯不醉,饮酒还是要注意节制。

本方对酒精中毒者无效。

来自《防醉解酒方》的二葛枳椇子饮

葛根 20 g,葛花 10 g,枳椇子 15 g

上三味水煎 2 次,取汁 600～800 ml,于 2 小时内分 3～5 次饮用。

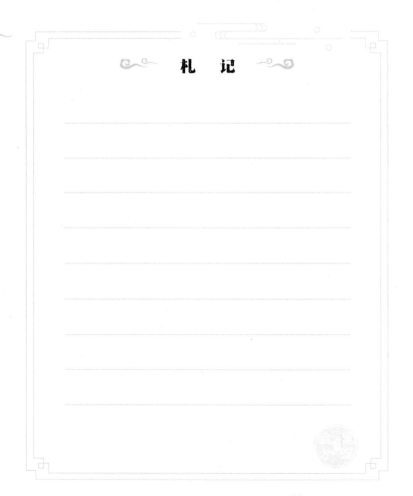

札 记

九十、玉米须蚌肉汤
主治湿热黄疸

2007 年科学技术文献出版社出版的《中国药膳学》，是一部全面、系统介绍中国药膳学科基本理论、知识、技能的教材。全书分为上篇"基础理论"、下篇"药膳配剂"和附篇"常用入膳中药材的鉴别"三部分。编写内容突出了科学性、系统性、实用性等特点，是中国药膳专业人才培养和教育的专用教材。

书中的玉米须蚌肉汤是治疗湿热黄疸常用的食治药膳方。

本方中玉米须味甘淡，性平，能清热利湿、利胆退黄，对胆汁淤积或炎症引起的急性黄疸性病症有较好的利胆作用；蚌肉味甘咸，性寒，清热解毒、养肝凉血，对湿热黄疸有一定的保肝利尿、补充蛋白质、促进肝细胞修复作用。全方利尿泄热、清肝利胆，适用于湿热内蕴肝胆所致阳黄，也可用于急性胆囊炎、胆石症、糖尿病、黄疸型肝炎等病的辅助治疗。

玉米须大剂量食用煎汤有明显利尿作用，因此还常用于治疗糖尿病血糖偏高持续不降的食治。

来自《中国药膳学》的玉米须蚌肉汤

玉米须 50 g，蚌肉 120 g

将蚌肉洗净去除内脏，和玉米须一起放入锅内。大火煮开，改小火慢炖。待蚌肉熟透后，加调味料，喝汤吃肉。每次食用蚌肉 30 g，佐餐食用。

九十一、茯苓山药莲米粥
主治失眠

甘淡平的食物，比如茯苓、山药、莲米（就是莲子），往往具有健脾胃、养心神、定中焦之气的作用，对慢性脾胃虚弱，或由于脾胃虚而致气血不足者，出现气血亏虚、失眠多梦、神疲乏力、倦怠便溏者尤为适宜。2012年吉林科学技术出版社出版的《中医养生药膳与食疗全书》中，将这些食物与猪肉末一起煮粥，既补养又美味，可作为日常膳食，也可用以延年益寿。

方中茯苓甘淡平，健脾利水、养心安神；莲米性味甘平涩，健脾益气、涩精止泻；山药甘平涩，补气健脾、涩精止遗、补益肺肾；瘦猪肉平补，滋阴益气；粳米养胃和胃、除烦止渴，煮粥可起养胃益气、安神养心之效，且粥易消化，补而不滞。全方益气健脾、养心安神，适用于心脾两虚所致食少纳差、倦怠乏力、心神不宁、心悸失眠、眩晕、面色无华等。

名方今用

来自《中医养生药膳与食疗全书》的茯苓山药莲米粥

茯苓25 g，山药50 g，莲米（莲子）25 g，猪瘦肉末50 g，粳米200 g

将茯苓、山药、莲米（莲子）、粳米洗净，茯苓打粉，加水1500 ml。小火煮成稀粥，粥快成时，加入瘦猪肉末，煮开即可。趁热食用。

九十二、菠菜猪肝汤
主治贫血、夜盲

    猪肝和菠菜,是民间常用的补血食物,《随息居饮食谱》记载:"猪肝明目,治诸血病,余病均忌,平人勿食。"春季养生应该着重于养肝,俗话说"春养肝,吃猪肝",配上春菜,补血止血、滋阴平肝。

    中医认为猪肝养血补肝,明目。现代医学认为猪肝富含微量元素,除铁以外,还有大量钙、磷以及维生素 A,可用于缺铁性贫血、肝病术后调理,也可预防维生素 A 缺乏所致眼疾,如干眼病、角膜软化等。菠菜味甘性凉质滑,养血润燥,有滑肠通便之功。现代医学发现菠菜的根部富含微量元素铁,叶子中含大量纤维素和叶绿素、维生素 C 等,可用于血虚视力减退、贫血及血虚肠燥津亏之便秘。

    《中国药膳学》收录的菠菜猪肝汤做法非常简单,既可补血,又可滑肠通便,适用于肝血不足所致血虚,症见面色萎黄、视力减退、大便干涩、心悸失眠、乏力等。

    菠菜中草酸含量较高,需沸水焯后食用,以减少草酸摄入量。

名方今用

来自《中国药膳学》的菠菜猪肝汤

菠菜 30 g,猪肝 100 g,食盐、味精、淀粉、清汤等各适量

    菠菜洗净,沸水中余烫片刻,捞出。猪肝切成薄片,与食盐、味精、淀粉一起揉搓去腥味。清汤烧开,加入洗净的生姜、葱白煮几分钟,放入腌制好的猪肝片和菠菜,煮熟即可。佐餐常食。

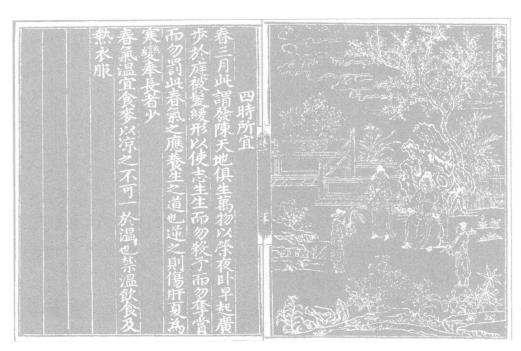

四時所宜

春三月此謂發陳天地俱生萬物以榮夜卧早起廣步於庭被髮緩形以使志生生而勿殺予而勿奪賞而勿罰此春氣之應養生之道也逆之則傷肝夏為寒變奉長者少

春氣溫宜食麥以涼之不可一於溫也禁溫飲食及熱衣服

春三月,此谓发陈……

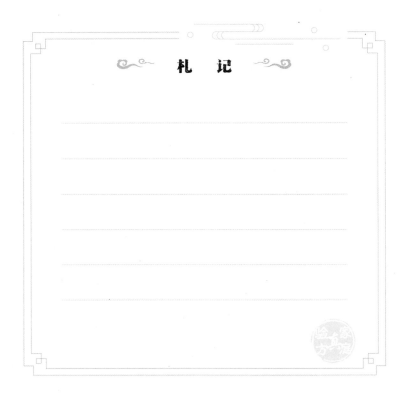

札 记

一百天学中医
经典里的传世药膳

九十三、荷叶莲子鸭

主治暑热

近现代药膳文化蓬勃发展,甚至已成为一类新兴产业,但也出现一些鱼目混珠现象,相关指南读物应运而生。

中国药膳研究会标准(ZGYSYJH/T 1－17－2015):《常用特色药膳技术指南(第一批)》2015 年 11 月由中国中医药出版社出版,收录了 17 个品种的食养菜谱,为第一批常用特色药膳技术指南,其后又陆续开展相关品种指南的制订。本指南是以药膳研究会的行业标准为基础,整理收集的各地具有特色的药膳方。荷叶莲子鸭就是其中颇具代表性的药膳。

方中鸭肉甘咸微寒,健脾补虚、滋阴养胃、利水消肿;莲子肉性味甘平,健脾益肾;荷叶清香微苦,性平,清凉解暑、止渴生津、升发清阳、清利头目;香菇健脾开胃,富含多种氨基酸和微量元素、多糖类物质。用荷叶包裹诸料,气味清香,诱人食欲。本方清热养阴,适用于夏季中暑,见口干、便干者,尤其是老人、儿童伴有失眠盗汗、腰膝酸软等阴虚症状者。亚健康人群也可日常食养保健。

名方今用

来自《常用特色药膳技术指南(第一批)》的荷叶莲子鸭

鸭胸肉 300 g,莲子去心 15 g,鲜荷叶 1 张,干香菇 25 g,葱、姜、胡椒粉、食盐、白糖、酱油、生粉适量

莲子用热水浸泡 30 分钟,去心,蒸熟;荷叶洗净备用;鸭胸肉切成 3 cm×3 cm 的小块,加入料酒、盐、味精、胡椒粉、白糖、酱油、生粉、葱、姜腌制入味;干香菇温水浸泡发后洗净,改刀成块,与腌制好的鸭肉、莲子肉拌匀,用鲜荷叶包裹封严。入蒸锅蒸 40 分钟,蒸至鸭肉软烂即可。

九十四、百冬灌藕

主治秋燥咽干、鼻痒

中医认为秋季燥邪当令,易伤肺气,以滋养肺阴补肺气为当季调摄养生特色。五行中肺属金,五色中属白色,因此,在秋季燥邪当令之时,多食用白色入肺之食物,诸如百合、鲜藕、萝卜……有养阴润燥、补益肺气、润肠通便、濡养皮毛的功效。《常用特色药膳技术指南(第一批)》中的这首百冬灌藕,是代表方之一。

方中百合味甘性微寒,养阴清肺、润燥止咳;山药味甘性平涩,益肾补脾胃,止泻痢、化痰、润皮毛,可治久泻不止、肺虚喘咳、脾虚食少、遗精带下、尿频等;白茯苓甘淡利水、渗湿健脾,可治呕吐、脾虚水肿、失眠、心悸等;天门冬味甘苦,性寒,养阴清热、润肺生津、清降肺火、润燥通便;鲜藕甘寒,生能凉血止血、散瘀,熟用补血健脾开胃;牛奶、大枣、蜂蜜,补血养阴润燥。

本方最适合秋季食用,能健脾化痰、止咳平喘、补肾润肺,适用于秋燥肺气失宣所致口干舌燥、干咳少痰或痰中带血丝、鼻腔干燥出血、咽痒咽痛等症。也可用于秋季日常膳食保健。另外,对慢性咽炎病人来说也是一个很好的药膳选择。

名方今用

来自《常用特色药膳技术指南(第一批)》的百冬灌藕

生百合 60 g,山药 100 g,白茯苓 60 g,天门冬 60 g,鲜藕 400 g,牛奶 150 ml,大枣 50 g,蜂蜜 20 g

生百合、山药、天门冬研烂,加蜂蜜再研磨极细,与白茯苓研末后调匀。大枣煮熟后去核,做成枣泥,加入刚才的茯苓粉混合物,调入牛奶,稀稠适中,灌入藕孔中,令孔皆满。将藕头堵住藕孔,再用竹签固定结实,上屉蒸熟即可。

一百天学中医 经典里的传世药膳

九十五、天麻氽鱼片

主治高血压头痛、手足麻木

"西塞山前白鹭飞，桃花流水鳜鱼肥"，是唐代诗人张志和《渔歌子》里的名句。诗中所赞的鳜鱼，以春季最为肥美。高血压病人或有脑血管意外的人群，食物通常建议易消化、高蛋白、低脂肪，所以鱼肉是常用的食材。这里推荐一首特别适合高血压病人日常保健的，以鳜鱼为主材的天麻氽鱼片。

鳜鱼性味甘平，健脾益胃、补养气血、熄风定眩。方中选用春天的鳜鱼，其他季节可用不同品种的鱼替代，但以鱼肉成蒜瓣者为佳。这类鱼煮汤或氽烫易熟，汤汁奶白，味鲜，富含水溶性氨基酸，便于吸收消化。天麻是常用中药，也可食用，滋味类似于山药，但无山药之涩口。天麻味甘性平，能息风止痉、平肝潜阳、祛风通络，有降压、抗惊厥作用。

本方适用于肝风内动所致头晕头痛，高血压、中风后遗症及老年痴呆的人群，症见肢体痉挛、手足麻木、腰腿酸痛者。也可用于亚健康人群日常保健。

名方今用

来自《常用特色药膳技术指南（第一批）》的天麻氽鱼片

天麻 15 g，鳜鱼 1 条（400 g 左右），豆苗 50 g，鸡蛋 250 g，纯牛奶 750 g，盐、鸡粉、胡椒粉、生粉、黄酒、葱、姜各适量

鳜鱼去鳃、去内脏，洗净，沥干水分，去皮，片成鱼片，加料酒、葱、姜、盐腌制入味。鸡蛋留蛋清，加入生粉打成蛋清糊，放入腌好的鱼片抓匀备用。锅内放入牛奶，汤烧开后，放入天麻煮 10 分钟，加盐、鸡粉、胡椒粉调味。放入浆好的鱼片，小火炖至鱼肉熟透，撒入豆苗即可。

九十六、神 仙 鸭
主治腹胀、乏力

豆类食物是营养丰富的膳食来源，尤其可补充蛋白质。但对老年人、亚健康人群来说，他们常有脾胃较弱或食后腹胀等现象，一直食用豆类，一方面易胀气，另一方面缺少动物蛋白摄入。对此，我们建议可多食鸭肉。鸭肉易消化，可补充氨基酸、微量元素，激发人体免疫力。另一方面，作为药膳食材，鸭肉甘平微咸，补气益阴、补虚羸，可治骨蒸痨热。

《常用特色药膳技术指南（第一批）》书中记录的神仙鸭，以鸭肉配伍人参、白果、莲子、大枣等甘温甘平、健脾养胃、补气血之品，常食可延年益寿、强健体质。此菜经炸、烧成菜，味醇香，肉软，特别适合老人食用。蜀人尊老有"老神仙"之称，故名其为"神仙鸭"。

本方健脾补虚，味道醇厚，老少皆宜。适用于脾胃虚弱，进食后易腹胀、乏力等症，也可用作日常保健膳食。

名方今用

来自《常用特色药膳技术指南（第一批）》的神仙鸭

人参（粉）3g，白果49枚，莲子49枚，大枣49枚，鸭子750g，黄酒10ml，酱油10ml

鸭子去内脏，洗净，在鸭皮上用竹签戳些小孔，将黄酒和酱油调匀后，在鸭子内外涂匀。大枣去核，白果去皮，莲子去心，撒入人参粉后拌匀，填入鸭腹。将鸭腹封好，上笼屉大火蒸2.5~3小时，至鸭肉熟烂即成。

一百天学中医

经典里的传世药膳

九十七、加味甘麦大枣羹
主治焦虑、抑郁

"甘麦大枣汤"是《伤寒论》中治疗脏燥的名方，原方药用甘草、小麦、大枣。这三味药都是药食两用的常用材料，《常用特色药膳技术指南（第一批）》中收录的加味甘麦大枣羹，加用百合、鸡蛋，煎汤食用，可调理心血不足、心不守舍，缓解焦虑、歇斯底里等症状。

中医强调肝苦急，急食甘以缓之，运用甘缓之品减轻患者焦虑、烦躁之证，也是目前临床可用的方法。

方中甘草甘缓解急，益气补中；淮小麦除虚热、止烦渴、利小便、养肝气，是养心安神定志常用的药食两用之品；大枣、百合益气养阴，清心安神；鸡蛋补阴血，除虚烦。本方补气养血安神，适用于心血亏虚所致烦躁易怒、焦虑、乏力、失眠多梦等症，也可用于焦虑症、忧郁症等见有失眠烦躁、心烦不安等症状者。

本书中反复说药食两用之品，是指既可作为食物又可作为中药饮片使用的原料，使药膳制作中中药饮片的选用有明确的依据。近年来，国家规范了110种药食同源药材的品种和目录，加强了药膳中药物饮片应用的规范化管理。

名方今用

来自《常用特色药膳技术指南（第一批）》的加味甘麦大枣羹

甘草10g，小麦500g，大枣（去核）60g，百合100g，鸡蛋10个

甘草煎取汁备用，小麦淘洗干净，大枣洗净后切小块，百合洗净。甘草汁煮沸后，加入小麦、大枣、百合再煮30分钟，倒入鸡蛋液，煮沸摇匀即可。

九十八、桃花白芷酒

主治面部鼾黑、黄褐斑

本书前文在宋代、明代、清代等章节中，已经介绍了不少不同年代的有特色的药酒。下面要说说几首现代药酒。

1992年金盾出版社出版的《家庭药酒》一书，精选了药酒600种，除了适合自配的药酒，还有当时市售的药酒，反映出现代药酒产业化的新兴。

书中介绍的桃花白芷酒，常作为去除面部黄褐斑的药酒饮用。

此药酒以桃花配伍白芷，其中桃花宜采用农历三月三或清明前后的花朵，特别是生长于东南方向枝条上的花苞或初放不久的花，以此泡酒，疗效更佳。桃花、桃枝、桃胶、桃仁均可入药，部位不同，功效各不相同。桃枝可用于跌打损伤；桃胶富含胶原纤维，可润肠通便；桃仁活血化瘀止痛。

本方用桃花活血利水，凉血解毒，美容润肤；白芷辛温，善治前额、太阳穴头痛，泡酒饮用，可助药力、祛斑、止头痛。全方活血通络、祛斑润肤，适用于瘀血证所致面部晦暗、黑斑、黄褐斑等，也可用于伤风头痛、眩晕等症的辅助治疗。外用可美肤色、润肌肤，防治皮肤瘙痒。

名方今用

来自《家庭药酒》的桃花白芷酒

桃花 250 g，白芷 30 g，白酒 1 000 ml

桃花洗净，和白芷、白酒同置入容器内，密封浸泡30日即可。每次饮用15～30 ml，早晚各一次，同时倒少许酒于手掌心，两手掌对擦，待手掌热后涂擦按摩面部患处。

九十九、威灵仙酒

主治风湿关节疼痛

威灵仙酒是现代的常用药酒。威灵仙酒的组方很多,本书介绍的是《中药大辞典(第二版)》的配方。

2006年3月,上海科学技术出版社出版、南京中医药大学主编的《中药大辞典(第二版)》上市。这是《中药大辞典》第一版的修订本,对原书中大量内容进行了修订,特别是增加了药物条目,调整了部分药物品种来源,增补了近30年中有关栽培(饲养)技术、药材鉴定、化学成分、药理作用、炮制、现代临床研究等方面的中药研究成果,反映了当代中药学的研究水平。

书中收录的威灵仙酒,是按照现代药理学对威灵仙药材药效成分的剂量和炮制方法的标准制定的,特别注明药物的有效剂量及炮制要求,避免出现因用法不当导致药物性肝损害。

方中威灵仙性味辛温,善于行散走窜,治疗诸风所致关节疼痛,祛风湿、止痹痛、通经络,泡酒服用,疗效益佳。适用于外感风寒湿邪、风邪偏盛所致筋骨、关节、肌肉等处疼痛、酸痛、重着、麻木和关节肿大、屈伸不利。也可用于骨质增生及风湿性关节炎的辅助治疗。

慢性风湿性关节炎、骨质增生或者骨关节病病人,多见遇风寒症状加重,用药酒治疗,既可助药力走行全身关节、肌肉,也可起温经散寒、止痹痛之效。且药酒温通之力更强,可通利关节、除风散寒。

来自《中药大辞典(第二版)》的威灵仙酒

威灵仙 500 g,白酒 1 500 ml

威灵仙切碎,加入白酒,锅内隔水炖 30 分钟,过滤后备用。每次服用 10~20 ml,每日 3~4 次。

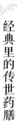

一百天学中医　经典里的传世药膳

札　记

一百、金樱子酒
主治夜尿多、遗精早泄

中国已经步入老龄化社会,老年人越来越多、八九十岁的高龄老人也越来越多。很多高寿老人或多或少会出现白天小便清长,入夜夜尿频繁,伴腰膝酸软、乏力畏寒、倦卧等现象。此时选用适当的药酒,每天饮少量,可改善上述症状。同时药物酒浸后,药力发挥更佳,借酒之势周行全身,暖腰温肾,特别适合老人日常保养。

这里推荐有长寿酒美称的金樱子酒,是改善老年人夜尿清长的常用药酒。

1983年漓江出版社出版的《常用养身中药》中的金樱子配方选用多种补肾暖腰的中药饮片,药味虽多,但均可在药房买到,且制作方法简便,效果显著。

方中金樱子味酸涩性平,能固精缩尿、止带、涩肠止泻,为收涩良药,常用来治久泻久利、血崩带下、涩精止遗,久服可令人耐寒轻身。巴戟天、菟丝子温肾固精,何首乌、黄芪、党参、黄精、枸杞子益气养血、补益肝肾;蛤蚧温补肾阳,泡酒饮用,能温肾暖腰膝、涩精止遗,对老年人夜尿频繁疗效更佳。全方益气生血、补肾固精,适用于气血亏虚所致倦怠乏力、遗精、早泄、小便频数而清长和遗尿等症。

名方今用

来自《常用养身中药》的金樱子酒

金樱子150 g,何首乌60 g,巴戟天、黄芪各45 g,党参、杜仲、黄精各30 g,菟丝子、枸杞子各15 g,蛤蚧1对,米兰花酒2.5 L

将上述药材浸泡于米兰花酒(一种黄酒)中,密封容器一个月。每日饮用一次,每次15～30 ml。